Dr. med. Max Bircher-Benner
Ordnungsgesetze des Lebens

Dr. med. Max Bircher-Benner

Ordnungsgesetze des Lebens

EDITION BIRCHER-BENNER
CH-8784 Braunwald

www.bircher-benner.com
Einbandentwurf: Kösel Media GmbH
Gesamtherstellung: Kösel GmbH & Co. KG, Krugzell
Printed in Germany

ISBN: 978-3-906089-01-0

Inhaltsverzeichnis

Diese Londoner Vorträge sind auf Einladung der Zürcher Kulturgesellschaft am 6., 9. und 13. Dezember 1937 in deutscher Sprache in der Eidg. Techn. Hochschule in Zürich gehalten worden.

Vorwort

In ungeahntem Maß ist die Entwicklung der Medizin heute an ihre Grenzen gestoßen. Der Gesundheitszustand der Menschen hat sich trotz eines kaum mehr tragbaren Aufwandes im Gesundheitswesen zwar verändert, aber nicht wirklich gebessert. Unsere moderne Medizin war fähig, lebensbedrohliche Situationen aufzufangen. Sie war fähig, große epidemische Krankheiten einzudämmen. Aber an ihre Stelle sind andere chronische Leiden getreten.

Früher denn je erkranken unsere Patienten an degenerativen und chronischen Leiden, denen wir Ärzte trotz unseres großen Arsenals an Medikamenten mehr oder weniger machtlos gegenüber stehen. Es gelingt uns, deren Symptome teilweise zu lindern, Komplikationen zu verzögern, aber nicht wirklich, sie zu verhüten oder gar zu heilen.

Im Bericht der Weltgesundheitsorganisation WHO vom 5. Mai 1997 hieß es bereits: »Die chronischen Krankheiten haben weltweit zugenommen und die infektiösen Krankheiten breiten sich weltweit aus: Hunderte von Millionen Menschen werden in den kommenden Jahren Opfer von Krebs, Herz- und Kreislaufkrankheiten sein, sowie von Erkrankungen der Atemwege.« Allein in den EU-Ländern berechnete man damals für die folgenden 25 Jahre eine Zunahme des Brustkrebses um 30% und des Prostatakrebses um 40%. Ähnlich sah man die Prognose für die Herz-Kreislaufkrankheiten, die Adipositas, den Diabetes und für andere degenerative Krankheiten, etwa des rheumatischen Formenkreises, der Leber-

zirrhose, den Autoimmunkrankheiten, der Neurodermitis und den Allergien.[1]

11 Jahre später, in den WHO-Statistiken von 2008 sieht es nicht anders aus: »80% der vorzeitigen Todesfälle gehen zu Lasten chronischer Krankheiten (inklusive Herz-Kreislaufkrankheiten, Hirnschlag und Krebs) … Die statistischen Prognosen zeigen, dass die Anzahl Todesfälle an chronischen Krankheiten in ständiger Zunahme begriffen sind und zwar für Männer und Frauen in gleicher Weise … 2015 sollen auch in den Entwicklungsländern die nicht übertragbaren chronischen Krankheiten (NCDs) die führende Todesursache sein.«[2]

Bei aller Bewunderung für die Meisterschaft und das Genie der medizinischen Technik und Pharmakologie, können wir Ärzte nicht mehr übersehen, dass unsere moderne Medizin in ihrer Aufgabe, die häufigsten Krankheiten unserer Patienten zu verhüten und sie zu heilen, versagt hat.

In unangenehmer Weise führt uns das multiple Leiden unserer Patienten in Spital und ambulanter Sprechstunde den Mangel unserer Methode vor Augen. Wir kommen nicht mehr lange darum herum, unser wissenschaftliches Paradigma, die Richtigkeit unseres sorgsam gelernten Verständnisses der Biologie des Menschen und seiner Krankheiten, mindestens teilweise, in Frage zu stellen.

Die massive Zunahme der chronischen Krankheiten unserer Zivilisation trotz immer größeren, kaum mehr tragbaren Aufwandes zeigt, dass ein grundlegendes Missverständnis zwischen unserer medizinischen Wissenschaft und der biologischen Natur des Menschen bestehen muss.

Noch weitgehend ist das wissenschaftliche Paradigma unserer Zeit vom Maschinenmodell René Descartes geprägt. Wohl hat die rein materielle Betrachtung und Zerlegung des Menschen in einzelne, den Organen zugeordnete Funktionsbereiche und Fachgebiete ihre Berechtigung. Doch verführt sie uns manchmal zu fragmentarischem Denken, mit der Gefahr, die Auswirkungen einer spe-

zialärztlichen Maßnahme auf andere Organbereiche und auf das biologische System des Menschen, das auf jeden Reiz als Ganzes reagiert, zu übersehen.

Mit energetischen Betrachtungen hatte Descartes gründlich aufgeräumt. Die Existenz einer Seele wurde nach ihm ernsthaft in Frage gestellt. Psychische Zustände waren Nervenkrankheiten, seelische Zusammenbrüche »Nervenzusammenbrüche«. Sie wurden dem Nervenarzt zugewiesen. Erst zweihundert Jahre später gab es dann den Seelenarzt, den Psychiater und erst dreihundert Jahre später die Psychosomatik. Noch leidet unser ärztliches Denken manchmal unter dieser künstlichen Trennung. Finden wir Ärzte über oft längere Zeit nichts somatisches, so sprechen wir von »supranasal« und weisen den Patienten dem Psychiater zu.

Inzwischen haben die Molekularbiologie und die Biophysik bei der Erforschung energetischer Phänomene im biologischen System große Erkenntnisse erzielt, welche unserem klinisch-wissenschaftlichen Paradigma zum Teil diametral entgegenstehen: Der Nachweis der intrazellulären Lichtspeicherung und der intrazellulärer Photonenamplifikation nach dem Laserprinzip[3,4] *und die Molekularbiologische Erforschung des Extrazellularraumes, der Grundsubstanz des zarten Bindegewebes, mit ihrer dichten Netzstruktur aus Proteoglykanen und Glucosaminen als Molekularsieb und als Leitungssystem komplexer Informationen im biologischen System, welche die Funktionsweise der biochemischen Abläufe steuert*[5,6,7,8,9]*, sind wissenschaftlich anerkannten.*

Die Erkenntnisse des Nobelpreisträgers Ilya Prigogine[10] *über den Umschlag biochemischer Systeme aus dem Chaosprinzip in ein ordnendes Kohärenzprinzip unter dem Einfluss hochgeordneter Energie (Lichtenergie) sind mit dem derzeitigen medizinischen Paradigma nur teilweise vereinbar. So ist es nicht erstaunlich, dass sie von den medizinisch forschenden Ärzten kaum beachtet worden sind.*

Der Einbezug energetischer Kenntnisse wird das Paradigma

unserer medizinischen Wissenschaft verändern. Kalorien als Maß chaotischer Verbrennungsenergie werden als Maß für die Nahrungsenergie ausgedient haben. Der zweite Hauptsatz der Energetik, das Entropiegesetz wird in der Ernährungslehre und Diätetik Einzug erhalten. Nahrungsmittel werden neu nach ihrem Gehalt an hochgeordneter Energie, nach ihrer Nähe zur Photosynthese beurteilt werden, nach ihrem Gehalt an biologisch ordnender Information.

Der eigentliche Gegensatz zwischen unserer universitären medizinischen Wissenschaft und derjenigen einer wissenschaftlich forschenden Naturheilkunde und Komplementärmedizin liegt in der Frage der Energie.

Die heilende Wirkung vitaler pflanzliche Frischkost (Rohkost) ist klinisch vielfach belegt[11,12,13]

Ohne grundlegendes Verständnis der immateriellen Informationsübermittlung im biologischen System kann es nicht gelingen, die immaterielle, rein informative Wirkung homöopathischer Arzneien zu verstehen. Man wird damit fortfahren, die Homöopathie als bloße Placebowirkung oder Scharlatanerie lächerlich zu machen.

Die energetische Grundregulation in der Grundsubstanz des mesenchymalen Bindegewebes und deren direkte Auswirkung auf das Neurovegetativum und die hormonale und interzelluläre Regulation bildet die wissenschaftliche Grundlage der regulativen Naturheilkunde und Komplementärmedizin.

Die Ausbreitung der regulativen Wirkung erfolgt kybernetisch. Damit können die meist einfachen, linearen Denkansätze der aktuellen medizinisch-wissenschaftlichen Forschungsmethodik nicht mithalten. Es brauche neue Ideen, neue Modelle, ein grundlegend neues wissenschaftliches Verständnis, neue Ansätze und Definitionen für unsere »Evidence based Medicine«. Dies ist die Bedeutung der Naturheilkunde und Komplementärmedizin für das neue Paradigma, die neue medizinische Schule.

Schon am Anfang des 20. Jahrhunderts hat Maximilian Bircher-Benner als wissenschaftlich scharfsinnig denkender und forschender

Arzt mit einem Erfahrungshintergrund aus der erfolgreichen Therapie vieler tausend Menschen diese Grenzen des damaligen und heue noch immer unveränderten wissenschaftlichen Paradigmas erkannt und ganz neue Wege aufgezeigt. Damals wurden seine Erkenntnisse weltweit sehr beachtet. Doch haben der zweite Weltkrieg und die Entdeckung der Cortisontherapie und der Antibiotika die medizinischen Schulen in andere Richtungen geleitet, denn vorerst glaubte man, damit alle Krankheiten heilen zu können.

Das Buch »Ordnungsgesetze des Lebens«, das aus seinen drei großen Londoner Vorträgen von 1938 entstanden ist, enthält faszinierende Erkenntnisse dieses großen Pioniers, die heute aktueller sind denn ja und zeigt unserer modernen medizinischen Wissenschaft und allen suchenden Menschen einen Weg aus ihrer Sackgasse, einen Weg zu einem ganz neuen wissenschaftlichen Denken und Verständnis der Biologie des Menschen, der Krankheitsursachen und ganz neue Wege der Therapie.

Braunwald, im November 2013

Dr. med. Andres Bircher

1 World Health Organisation Geneva. The World Health Report, 6. Mai 1997, The World Health Report 2, 2001.

2 WHO Lounch of Chronic Disease Report 2008

3 Gurwitsch A.G.: Das Problem der Zellteilung, J. Springer-Verlag, Berlin, 1926, Die mitogenetische Zellstrahlung. J. Springer-Verlag, Berlin, 1932, ferner: Arch, f, mikr. Anat. und Entwicklungsmech, Bde 51m 52, 100, 101, 104.

4 Kazneceev V.P. in Jekowska-Tzebiatowska B. et al.: Photon emission from biological systems, proceedings oft he first international symposium, Wroclaw, Poland, Jan. 1986

5 Pischinger A.: Das System der Grundregulation. Grundlagen für eine ganzheitsbiologische Theorie der Medizin (1990), Haut-Verlag, Heidelberg.

6 Popp F. A.: Biologie des Lichtes. Grundlagen der ultraschwachen Zellstrahlung, Paul Percy-Verlag, Berlin und Hamburg, 1984.

7 Heine H. und Schaeg: Der Extrazellulärraum, eine vernachlässgte Dimension der Tumorforschung,. Krebsgeschehen 17 (1985), 124.

8 Heine H. und Schaeg. G.: Informationssteuerung in der vegetativen Peripherie. Z.f. Hautkr. 54 (1979), 590.

9 Heine H.: Weitreichende Wechselwirkung als Grundlage der Homoeostase – funktionelle Aspekte der Neuraltherapie. Aeztg f. Naturheilverfahren 28 (1987), 915.

10 Prigogine J. und Glansdorf: »Thermodynamic Theory of Structure, Stability and Fluctuations« 1971.

11 Kields-Kragh J. et al.: Deit therapy in rheumatoid arthritis. Lancet 1992 jan 4, vol: 339 (8784), 68, ISSN 0023-7507.

12 Kieldsen-Kragh. J. et al.: The influence of fast and vegetarian diet on parameters of nutritional status in patients witz rheumatoid arthritis. Clin-Rheumatol 1993 Mar, vol: 12 (1), ISSN: 0770-3198.

13 Ornish D. et al: Can lifestyle changes reverse coronary heart disease? The Lifestyle Heart Trial (see comments) Lancet 1990 Jul 21 vol. 336 (8708), P 129-33, ISSN 0023-7597).

Vorwort des Verfassers

Den Inhalt dieser drei Vorträge widme ich den Kranken und Leidenden, welche wissen wollen, woher ihre Not kam und noch Entschlossenheit und Selbstüberwindungskraft genug besitzen, um den hier gezeigten Rückweg zur Gesundheit zu gehen. Ich widme ihn auch meinen verehrten Kollegen und allen denkenden und klugen Menschen, welche hören wollen, wie das Elend der Ungesundheit verhütet werden kann.

Dass von Tausenden von kranken Menschen, deren Not ich kennen lernte, nicht einer, selbst nach langer Vorbehandlung, wusste, warum er krank geworden war und weshalb seine Krankheit nicht weichen wollte, zeigt den erstaunlichen Mangel an Lebens- und Gesundheitskunde der Menschen unserer Zeit bis hinauf in die gebildeten und gelehrten Stände. Ich kann Nietzsche nicht widersprechen, wenn er sagt:

> *»Nein, die Stunde dafür ist noch nicht gekommen. Noch fehlen vor allem die Ärzte, für welche das, was wir bisher praktische Moral nannten, sich in ein Stück ihrer Heilkunst und Heilwissenschaft umgewandelt haben muss; noch fehlt allgemein jenes hungrige Interesse an diesen Dingen, das vielleicht einmal dem Sturm und Drang jener alten religiösen Erregungen nicht unähnlich erscheinen wird; noch sind die Kirchen nicht im Besitz der Pfleger der Gesundheit; noch gehört die Lehre*

> *von dem Leibe und von der Diät nicht zu den Verpflichtungen aller niederen und höheren Schulen;...«*

Mit diesen drei Vorträgen wird die frohe Botschaft verkündet, dass die Stunde, die Nietzsche sah, nun kommt. Doch müssen ihr alle, die Gesunden, die Kranken und die Ärzte, den Weg bereiten: die ersteren dadurch, dass sie ihre Aufmerksamkeit und ihr Denken der Lehre vom Leibe und von der Diät, von der Herkunft der Ungesundheit und der Rückkehr ins Reich der Ordnungen, dem Preis, der für die Wiedergesundung bezahlt werden muss, zuwenden; die letzten dadurch, dass sie sich mit Herz und Hand der Reformation der Heilkunde, sowohl hinsichtlich Diagnose und Therapie, als auch im ärztlichen Denken, hingeben. Ohne ernste Bemühung und Arbeit wandelt sich nichts.

Körperliche und seelische Leiden haben einen Sinn; ihn erkennen und erfüllen – das ist der Weg.

Den zweiten Vortrag habe ich bei der Niederschrift für die Drucklegung wesentlich erweitert.

Die Übersetzung in die englische Sprache besorgten die beiden Damen, Fräulein D. Hecht und Fräulein Dr. med. E.F. Meyer in London, denen ich hier meinen wärmsten Dank ausspreche. Mit höchster Anerkennung und Dankbarkeit möchte ich hier auch der vielen Dienste gedenken, welche mir durch den ehrenamtlichen Sekretär der Food Education Society, Herrn Charles E. Hecht, zuteil geworden sind. Unvergesslich bleiben mir meine drei Präsidenten: Sir Robert McCarrison, Captain Elliston, M.P. und Herausgeber des Medical Officer, und Dame Louise McIllroy, M.D., sowie die Sprecher aus Ärzte- und Krankenpflegekreisen am Schlusse des dritten Vortragsabends. Eine schöne Überraschung aber bedeutete mir die Stunde im Royal Free Hospital, da mir der Rheumafilm mit den nur mit meiner Heildiät behandelten Patienten durch Dr. Pillman Williams vorgeführt wurde.

Zürich, im September 1938

DR. M. BIRCHER-BENNER

1. Vortrag

Sie wussten nicht warum sie krank wurden

Aus der einleitenden Begrüßung durch den Tagespräsidenten Sir Robert McCarrison:

»Wir leben in einer Zeit großer wissenschaftlicher Fortschritte auf allen Gebieten der Medizin; und dennoch gibt es immer mehr Kranke, mehr Krankheiten, mehr Spitäler, mehr Medikamente, sodass man sich fragt, ob es denn aus diesem Morast keinen Ausweg gebe. Bircher-Benner zeigt uns diesen Weg. Er ist einer der wenigen berufstätigen Ärzte, die nicht nur ein Land, sondern die Welt ihre Heimat nennen können.«

Ich empfinde es als eine große Ehre, dass die Food Education Society mich einlud, diese drei Vorträge zu halten. In meinen Augen gibt es heute keine andere Gesellschaft in der ganzen Welt, die notwendiger und der Aufmerksamkeit aller Kreise würdiger ist als die Food Education Society. Meine Erfahrungen und Forschungen als diätetischer Arzt haben mich gelehrt, dass die ungeordnete Ernährung heute der furchtbarste, aber unsichtbarste Feind der zivilisierten Menschheit ist. Mein ärztliches Gewissen heißt mich, diesen Feind bis zu meinem letzten Atemzuge zu bekämpfen.

Der Gegenstand meiner heutigen Darlegungen soll eine eindrucksvolle Beobachtung, eine während 46-jähriger Praxis stetig sich verstärkende, für mich imposante Erfahrung sein, nämlich dass sie nicht wissen, warum sie erkranken.

Tausende von Patienten mit inneren und konstitutionellen Krankheiten sind während dieser Praxisjahre durch das Feld meiner Beobachtung gegangen. Als ich mich in meinen alten Tagen fragte, welches nun das bedeutendste Ergebnis meiner Erfahrung sei, das in mir zurückblieb, nachdem ich diese ganze Summe menschlichen Leidens gesehen hatte, da kam ich zu dem unvorhergesehenen Schlusse: Kein einziger meiner Kranken kannte die wahren Ursachen seiner Erkrankung! Sie hatten allerlei Meinungen, der eine diese, der andere jene. Die einen beschuldigten »Überarbeitung«, andere »Erkältung«, andere »Infektion«, andere »Kummer und Sorgen« usw. Überarbeitung, Erkältung und Kummer sind unzweifelhaft keine günstigen Einflüsse auf die Gesundheit, aber die Grundursachen des Erkrankens sind sie nicht, weit eher oder öfter sind sie Folgen oder Zeichen schon vorhandener Ungesundheit.

Rückschauend in mein Leben muss ich indessen gestehen, dass weder ich noch selbst die offizielle medizinische Wissenschaft vor 40 Jahren die wahren Ursachen der internen und konstitutionellen Krankheiten genügend kannten. Wir ermangelten der Kenntnisse in wichtigen Problemen des Lebens, z.B. in der Ernährung, in den Beziehungen von Körper und Gesundheit zu den kosmischen Strahlungen (zum Sonnenlicht), in der Psychologie und in der Vererbung. Der Schwerpunkt unseres Wissens von den Krankheitsursachen lag damals in der Bakteriologie, wogegen das Problem der Widerstandskraft oder natürlichen Immunität gegen Infekte seiner Lösung noch harrte. Daher war auch die Heilbehandlung dieser Krankheiten nur eine symptomatische, keine ursächliche.

Wählen wir als Beispiel die Zahnkaries. Es wurde gelehrt: Die Karies entsteht durch die Wirkung von Säuren und Bakterien von außen auf den Zahn, daher ist sie durch die Zahnbürste und durch Desinfektion zu bekämpfen. Wir haben es getan, aber die Karies verstärkte sich und überwucherte das Gebiss der zivilisierten Nationen. Heute wissen wir, dass die Karies primär von innen kommt, indem der Zahn durch schlechternährtes Blut geschwächt wird. Daher, wenn wir die Karies wirksam bekämpfen wollen, müssen wir in erster Linie für eine richtige und gesunde Ernährung des Körpers sorgen.

Ein zweites Beispiel: Die zivilisierten Völker sind nahezu zu 100% mit dem Tuberkelbazillus infiziert, dennoch erkrankt nur eine Minderzahl an Tuberkulose, da der Körper der anderen dem Bazillus Widerstand leistet. Wenn dies so ist, was erzeugt den Widerstand und was schwächt ihn?

Zuerst versuchte man den Bazillus im Körper des Erkrankten selbst zu bekämpfen. Es geschah ohne Erfolg. Dann versuchte man, den Gewichtsverlust der Kranken durch Überernährung zu verhindern, auch dies ohne befriedigende Resultate. Bei der Knochen- und Gelenktuberkulose wiederum ging man radikal chirurgisch vor, aber die Tuberkulose befiel danach andere Körperteile.

Der erste Schritt zur Stärkung der natürlichen Abwehrkraft des kranken Körpers war die klimatische Behandlung der Tuberkulose im Hochgebirge. Erst viel später kam die klimatische Luft- und Sonnenbehandlung von Prof. Dr. *Kollier* in Leysin, welche heute so bewundernswerte Resultate erzielt. Es folgte die Ernährungsbehandlung der Tuberkulose nach *Gerson-Herrmannsdorfer-Sauerbruch* mit ihren überraschenden Resultaten, die den Einfluss einer fleischlosen, rohkostreichen und salzlosen Heilnahrung auf die Kampfkraft des Körpers offenbarten. Auch *Kollier* verband seine klimatische Sonnenkur mit der Heilernährung.

Nun endlich haben wir zu erkennen begonnen, dass die Kampfkraft des menschlichen Körpers gegen jede Art der Infektion, auch gegen die Tuberkulose, in erster Linie von der Nahrungsqualität und der Pflege des Hautlebens, insbesondere der wohlbemessenen Besonnung abhängt. Wir wissen jetzt, dass fehlerhafte Ernährung und unterdrücktes Hautleben Hauptursache für das Auftreten der Tuberkulose sind. Damit aber ist uns auch Wegweisung gekommen, wie sowohl die Tuberkulose, als auch andere Infektionskrankheiten ursächlich zu behandeln, aber auch zu verhüten sind. Jene Faktoren also, welche die Widerstandskraft des Körpers gegen Infekte schwächen, sind, wie jetzt offenbar ist, die primären Ursachen der Tuberkulose und anderer Infektionskrankheiten, und diese primären Ursachen entspringen, wie ich noch zu zeigen versuchen werde, der Übertretung von Lebensgesetzen aus purer Unwissenheit.

Ein klassisches Beispiel unwissender Übertretung von Ordnungsgesetzen des Lebens ist die Beriberi-Krankheit. Viele Tausende von Menschen sind dieser Krankheit nach langem, schmerzvollem Siechtum und erfolgloser Behandlung erlegen, weil die Ursache der Krankheit bis vor wenigen Jahrzehnten gänzlich unbekannt war. Dann kamen die Entdeckungen von *Eijkman* und *Funk* (1897 und 1914), welche zeigten, dass die Ursache dieser unheimlichen schleichenden Zerstörung von Körpergeweben und Gesundheit ein kleiner, unscheinbarer Ernährungsfehler war: ein Mangel an Vitamin B in der Nahrung. Nunmehr wissen wir die Beriberi-Krankheit zu heilen und zu verhüten.

Die Beriberi-Krankheit ist indessen nur ein Paradigma unserer ärztlichen Haltung gegenüber manchen anderen

Krankheiten. Vorher, als das Vitamin B noch nicht entdeckt und die Resultate der neuen Ernährungsforschung noch nicht gewonnen waren, tappten wir im Dunkeln und vermochten nicht zu heilen: nachher, als die Ursache entdeckt war, wussten wir den Heilweg und das Wie der Verhütung. Aber dieser Weg ist kein leichter. Wie *McCollum* sagt: die Nahrung jener Völker des Ostens, welche von der Beriberi heimgesucht werden, ermangelt nicht nur des Vitamin B, sondern zum mindesten auch noch fünf anderer Faktoren. Deshalb erfordert die Behandlung nicht nur ein gründliches Wissen auf dem Gebiete der Ernährung, sondern – und da liegt die größte Schwierigkeit – die Bemühung, den Kranken die Heilernährung zu lehren und ihn zu bewegen, dass er fortan für lange Zeit eine ungewohnte Nahrung zuführt. Verhütung indessen verlangt eine totale Umwälzung der Ernährung des ganzen Volkes.

Dieser Gegensatz von Vorher und Nachher findet sich nun noch bei einer großen Zahl weitverbreiteter Krankheiten. Die zivilisierten Nationen nähren sich heute mit einer Nahrung, die weitgehend industrialisiert, denaturiert und selbst durch verfehlte Bodendüngung geschädigt ist. Die Kost ist ganz allgemein unharmonisch zusammengesetzt, schlecht balanciert, enthält zuviel Eiweiß oder Fett oder Kohlehydrate (Zucker), zu wenig Vitamine und Mineralstoffe, ist hitzeverändert, zu reich an Kochsalz, Reizmitteln und Rauschmitteln. Als Folgen solcher Missernährung wuchern die Ernährungskrankheiten, wie Avitaminosen, Hypovitaminosen und manche komplexe und sekundäre Krankheiten in der Menschheit, wie das Unkraut auf dem Mist.

Eine der gewöhnlichsten Folgen dieser Missernährung ist die Stuhlträgheit und – ihr bald nachfolgend – die Colitis

(Dickdarmkatarrh). Wo aber Stuhlträgheit herrscht, besteht auch Fäulnis der Massen im Darme und damit Blutvergiftung aus dem Darme (intestinale Toxaemie). Auf einen solchen Körper wirken nun gleichzeitig ein: die ungeordnete Nahrung und die Vergiftung aus dem Darme. Ein solcher Darmzustand gleicht einem Gift- und Infektionsherd, von dem aus mehr und mehr eine Schädigung über das ganze Körpersystem sich ausbreitet. Die Darmgifte greifen die schlechtgenährten und widerstandsschwachen Gewebe und Organe des Körpers an, zuerst die Leber, dann die Wände der Blutgefäße, die Nerven und selbst das Gehirn. Daher nannte *Metschnikoff* den Dickdarm den »Mörder des Menschen«. Berühmte Ärzte der ganzen Welt haben auf diesen Sachverhalt großes Gewicht gelegt und nachgewiesen, dass seine Rolle bei der Verursachung chronischer und bösartiger Krankheiten kaum überschätzt werden kann.

Die von intestinaler Toxaemie (Selbstvergiftung) begleitete Stuhlträgheit (Constipation) wird – das muss man sich merken – zu einer addierten oder sekundären Krankheitsursache, welche fortan ihre Schadenwirkung mit derjenigen der ungeordneten Ernährung als primäre Ursache verbindet. Wie können da, fragte ich mich, Abführmittel diese Darmverhältnisse in einem günstigen Sinne beeinflussen? Die Missernährung dauert weiter, von ihnen unbeeinflusst, an, noch beseitigen sie die Fäulnis des Darminhaltes und die intestinale Toxaemie, dagegen mehren sie die Reizung der Darmschleimhaut, die dadurch mit größerer Geschwindigkeit degeneriert, so dass nun auch die bösartig gewordenen Colibazillen und Streptokokken, die Darmwand durchwandernd, ins Blut übertreten. Damit beginnt die Infektion des ganzen Systems vom Darme aus. Es kommt zu den Folgekrankheiten, die wir »Colibazillosis«, »chronische Septikaemie« und »Streptomykosis« nennen.

Da der schlecht ernährte und vergiftete Organismus sich gegen solche Infektionen nur mangelhaft verteidigen kann, wachsen nun auf diesem Boden, wie Mistblumen, mannigfaltige Formen chronischer Krankheiten, wie z.B. Arteriosklerose und Herzleiden, alle Formen des chronischen Gelenkrheumatismus, die Krebskrankheit u.a.

Man sieht, wie der ungeahnte und unbemerkte Einfluss der ersten Ursache, hier der fehlerhaften Ernährung, außer der Schädigung der Allgemeinkonstitution noch besondere Störungen von Lebensvorgängen zur Folge hat, welche selbst wieder zu Krankheitsursachen werden, sodass gar bald ein ganzer Komplex von Ursachen gemeinsam an der Zerstörung der Gesundheit wirkt. Zugleich aber wird offenbar, dass der Kampf gegen die Folgekrankheiten, aber auch jede Verhütung, nur dann Erfolg haben kann, wenn als erste Heiltat die Grundursache beseitigt, also die Ernährung gründlich korrigiert wird.

Solange indessen der Kranke das Werden seiner Krankheit und die eben geschilderten ursächlichen Zusammenhänge nicht kennt, also nicht weiss, warum er krank geworden ist, wird er diesen Heilweg nicht gehen wollen. Niemals wird er selbst erkennen, dass seine gewohnten, lieben täglichen Speisen und Getränke Ursache seiner Erkrankung sind. Jeder Änderung seiner Gewohnheiten setzt er Widerstände entgegen. Ihm gefallen die sogenannten »kürzeren Wege« der Bekämpfung seiner Krankheitssymptome, doch, indem er sie geht, verliert er den einzigen natürlichen Heilweg. Wie sollten kürzere Wege Heilung bringen, wenn der Ursachenkomplex sein verderbliches Spiel fortsetzt?

Ein zweiter, ebenso unheilvoller Ursachenkomplex bildet sich im Zusammenhang mit den Zahnkrankheiten. Die Verschlechterung der Allgemeinkonstitution durch Missernährung ist begleitet von Zahnkaries und Paradentose (Zahnlockerung durch Kieferschwund und Alveolarpyorrhoe). Die fehlerhafte Ernährung der Mutter bereitet schon im Mutterleibe die Karies des Kindes vor, indem Zahnanlagen mit verminderter Resistenz gebildet werden. Viele solche Kinder kauen von Anbeginn ganz ungenügend. Mit dem Fortschreiten der Zahnkrankheiten sinken Kauvermögen und Kaulust beim Kinde und mehr noch beim Erwachsenen. Alles Weiche wird dem Harten vorgezogen, wodurch sich die Nahrungsqualität noch mehr verschlechtert. Die Bissen kommen ungenügend zerkaut und eingespeichelt in den Magen, was wiederum die Verdauung verschlechtert. Hat sich der Kariesprozess durch den harten Zahn bis zum ernährenden Zahnmark, der Pulpa, durchgefressen, so entstehen große Schmerzen. Um den Zahn zu retten, ist der Zahnarzt gezwungen, das Zahnmark zu entfernen und die Kanäle bis zur Wurzelspitze auszufüllen. Der so behandelte Zahn wird nicht mehr ernährt; er ist tot. Trotz aller Sorgfalt bei dieser schwierigen Behandlung bilden sich nun um die Wurzelspitze solcher toter Zähne in vielen Fällen Infektionsherde, die sich in den Kieferknochen einfressen und jahrelang schmerzlos bestehen bleiben und deshalb der Beachtung entgehen. Das Schlimme an der Sache ist, dass von diesen Infektionsherden durch ins Blut übergehende Gifte und Bakterien (Streptokokken) Fernwirkungen ausgehen, die zu schwersten Erkrankungen innerer Organe führen, wie z.B. zu Herzentzündung, Augenentzündung, Zwölffingerdarmgeschwür, chronischem Gelenkrheumatismus, Anämie und chronischer Sepsis. Man nennt diesen Prozess Fokalinfektion oder Oralsepsis. Die schweren Folgen dieser kleinen, im Kiefer dicht verschlossenen Herde sind leicht begreiflich, denn die Bakterien und ihre Gifte wirken in einem durch Missernährung geschwächten Körper.

In der Regel gestaltet sich der Ursachenkomplex im Leben so, dass zur jahrelangen Missernährung sowohl die Darmfäulnis als auch die Oralsepsis hinzukommen. Da ich während vielen Jahren meiner Arzttätigkeit die Oralsepsis nicht kannte, dagegen meine Patienten mit Heilernährung und Behebung der Darmfäulnis behandelte, musste ich feststellen, dass bei einigen der Erfolg nicht der Erwartung entsprach. Ein zunächst mir unbekanntes Hindernis stellte sich der vollen Genesung entgegen. Dieses Hindernis war, wie ich im letzten Jahrzehnt feststellen konnte, in der Regel die Oralsepsis. Seitdem ich gelernt habe, auf sie zu achten und sie zu beseitigen, gelingt auch die Heilung solcher Fälle.

Umgekehrt dürfte eine Behandlung, welche nur die Infektionsherde beseitigt, die Missernährung und Darmfäulnis aber bestehen lässt, gar häufig Enttäuschungen bringen und der Grund sein, weshalb immer noch vielfach Unsicherheit über die ursächliche Bedeutung der Fokalinfektion herrscht.

Die Oralsepsis entsteht indessen nicht nur von den plombierten toten Zähnen aus, auch die eiternden Zahnfleischtaschen der Paradentose, die ja heute erschreckend häufig auftritt, werden zu Infektionsherden mit eben solchen Fern Wirkungen. Auch davon wissen die Patienten nichts, noch ahnen sie die Ursachen dieser schweren Gebisserkrankung, die hauptsächlich durch langjährige Missernährung als Zeichen einer ernsten Gesundheitsstörung der Konstitution entsteht.

Nachdem es heute auf Grund neuer Forschungsergebnisse feststeht, dass Karies und Paradentose Zeichen der Erkrankung der Allgemeinkonstitution und zwar hauptsächlich Ernährungskrankheiten sind, versteht man, dass die Zahnärzte diesen Krankheiten gegenüber einen schweren Stand haben, solange ihrer Behandlung Beschränkung auf den Mund auferlegt ist. Es ist dringend nötig, dass die Einflusssphäre des Zahnarztes über den Mund hinaus auf den ganzen Menschen erweitert werde.

Da ich während 40 Jahren alle meine Patienten mit den Heilmaßnahmen behandelte, die ich unter dem Namen »Ordnungstherapie« zusammenfasste, also stets auch mit Heilnahrung, hatte ich die wohl noch seltene Gelegenheit, in sehr vielen Fällen von Karies und nicht allzu weit vorgeschrittener Paradentose einen Stillstand der vorher wuchernden Prozesse, eine Verbesserung der Zahnqualität und selbst ein Wiederfestwerden lockerer Zähne und die Gesundung des Zahnfleisches zu beobachten, dies stets mit gleichzeitiger Gesundung des Gesamtorganismus. Es steht diese Beobachtung im Einklang mit den wissenschaftlichen Forschungsergebnissen. Dieses Heilresultat meines ganz unbeabsichtigten »Zahnexperimentes an einer großen Zahl kranker Menschen und während eines Zeitraumes von 40 Jahren«, war für mich selbst eine Überraschung. Es führt mit logischer Konsequenz zu dem Schlüsse, *dass sowohl die Zahnkaries wie die Paradentose durch Lebensordnung, insbesondere durch korrekte Ernährung, verhütet werden können.* Ihre Verhütung bedingt aber zugleich auch die Wiederherstellung normalen Kauvermögens und die Verhütung der Oralsepsis mit allen ihren traurigen Folgen.

Ich habe bisher von »Missernährung« gesprochen und unter diesen Begriff zusammengefasst: 1. all die vielen Fehler, die durch ein Zuviel oder Zuwenig von Nährfaktoren im

Gleichgewicht der Nahrungszusammensetzung gemacht werden; 2. alle Fehler der Nahrungsqualität, sei es infolge fehlerhafter Düngung oder Verarbeitung des Nahrungsmaterials bis zur tischfertigen Speise; 3. alle jene verschiedenartigen Fehler, welche bei der Nahrungszufuhr durch »Allzuviel«, »Vielerlei«, »Allzuoft«, schlechtes Kauen, hastiges Essen, übermäßigen Zusatz von Kochsalz und scharfen Gewürzen, durch zu heiße Speisen und Getränke gemacht werden; und 4. die nicht weise beschränkte Zufuhr von Reizmitteln, wie Tee, Kaffee, Kakao, Schokolade und Rauschmitteln, wie alkoholische Getränke. Für die Gesamtheit dieser Ernährungsfehler möchte ich nun eine andere Benennung einführen und fortan einfach von Ernährungs-Unordnung sprechen.

Wir verdanken der neuen Ernährungsforschung eine Fülle von Ergebnissen, die wie eine Offenbarung wirken und uns sagen, dass es natürliche Ordnungsgesetze gibt, welche sich auf die Qualität, die Zusammensetzung, die Quantität und die Verarbeitung der menschlichen Nahrung beziehen. Die Beachtung dieser Gesetze wirkt optimale Gesundheit, Leistungsfähigkeit und Schönheit; die Verletzung derselben führt zu Krankheit und Degeneration.

Ich will versuchen, diese Gesetze kurz zu formulieren; auf ihre nähere Begründung jedoch einzugehen, erlauben mir Zeit und Raum nicht. Eventuell lesen Sie sie in meinen Schriften, wie z.B. »Ernährungskrankheiten«, Teil I u. II.

1. Das Organisationsgesetz der Nahrung

Nahrung ist die Verkörperung der Energie für den Betrieb unseres Organismus, der selbst ein statisches Energiegebilde ist. Die Aufspeicherung erfolgt im Pflanzenreich unter Absorption von Sonnenenergie. Hierbei findet unter der Direktive des Lebensprinzips eine sinnvolle, dem Leben dienliche Organisation der absorbierten Energie statt, die in der Bildung sämtlicher Nährstoffe (Eiweißstoffe, Kohlehydrate und Fette), Mineralstoffverbindungen, Vitaminen und Hormonen usw. in zweckmäßigen Formen und in ganz bestimmten Mengenverhältnissen (Korrelationen) zum Ausdruck kommt. Diese Organisation bedingt das Wirkungsvermögen der Nahrung.

Die Organisations- oder Nährfaktoren finden sich in einem als Nahrungsmittel dienenden Pflanzenorgan (Getreidekorn, Frucht, Blatt, Wurzelknolle usw.) räumlich geschieden, aber planmäßig gelagert, sodass das Organ als Ganzes eine Wirkungs- oder Nahrungseinheit, ein Integral, bildet. Wird das Ganze willkürlich in Bruchteile zerlegt – man denke hier namentlich an das Weizenkorn – und werden bestimmte Bruchteile ausgesondert und als Nahrung zugeführt, so haben sie eine einseitige, d.h. ungünstige Nahrungswirkung.

Das Wirkungsvermögen der naturnahen, d.h. der im Rohzustande genießbaren Nahrungsmittel besitzt die maximale Stärke. Jede Zustandsänderung der Nahrung, sei es durch Hitze, Gärung, Fäulnis, Kälte, mindert das Wirkungsvermögen. Auch der Gewebetod bringt solche Zustandsänderungen und noch mehr die postmortalen Prozesse. Alle diese Zustandsänderungen bedeuten einen Organisationsverlust, gleich einer graduell verschieden starken Desorganisation.

Organe oder Gewebe des tierischen Organismus, z.B. Muskelfleisch, haben an sich schon eine einseitige Organisation, die das Nahrungs- und Stoffwechsel-Gleichgewicht zu stören vermag, wenn sie in erheblicher Menge zugeführt werden; außerdem aber erleiden sie durch postmortale

Prozesse und durch die Hitze beim Kochen und Braten eine erhebliche Desorganisation.

Das maximale Wirkungsvermögen der vegetabilen Frischnahrung ist bei allen Krankheiten eine unvergleichliche Heilkraft, für die Gesunden aber eine Schutzkraft gegen Krankheit. Das zeigt schon ihr reicher und ausgeglichener Vitamingehalt.

2. Das Gleichgewichtsgesetz der Ernährung

Der Organismus bedarf der Zufuhr sämtlicher Nährfaktoren, der im Verbande der Eiweißstoffe gebundenen Aminosäuren, der Kohlenhydrate, der Fettstoffe, der Mineralstoffe, der Vitamine usw. in einem harmonischen Gleichgewicht, d.h. in natürlichen Korrelationen. Ist die Nahrung quantitativ und kalorisch genügend oder selbst überreich, sind aber einzelne Faktoren in zu geringer Menge, andere im Überschuss vorhanden, so wird die Harmonie der Lebensvorgänge im Körper gefährdet, die Gesundheit und die Konstitution schleichend geschädigt, sodass schließlich mancherlei Krankheiten auftreten.

Die Kost der zivilisierten Nationen leidet zurzeit hauptsächlich an Mineral- und Vitaminarmut, dagegen an Eiweiß-, Zucker- oder Fettüberschuss. Besondere Gefahren entstehen durch den Eiweißüberschuss der Muskelfleischkost, durch die Produkte der Hochmüllerei, durch den Genuss gereinigten Zuckers, durch den Alkohol und durch den Kochtopf.

Das Wunder der Milchzusammensetzung der Säugetierarten, gerichtet nach der Wachstumsgeschwindigkeit des Jungen, ist für uns eine eindrucksvolle Lehre, welch großes Gewicht die Natur auf das Gleichgewicht der Nährfaktoren in der Zusammensetzung der Nahrung legt.

Welches ist nun aber die Gleichgewichtsnahrung des Menschen? Auf diese Frage können Sie heute noch recht verschiedene, ja widersprechende Antworten erhalten. Noch immer behaupten die Lehren des letzten Jahrhunderts das Feld im praktischen Leben, in das sie in der zweiten Hälfte des letzten Jahrhunderts ihren Einzug hielten, jene Lehren, die den Nährwert nur nach dem Eiweiß- und Kaloriengehalt messen. Tierfleisch und Eier erhielten dabei Note Eins, Gemüse und Obst wurden abgewertet. Ich will Ihnen indessen, unbekümmert um alle Widersprüche, einfach meine Antwort geben, wie sie sich mit Hilfe der neuen Forschungsergebnisse, aber auch auf Grund meiner vieljährigen Beobachtungen der Nahrungswirkung an Kranken und Gesunden gebildet hat:

Das ideale Gleichgewicht sämtlicher Nährfaktoren wird für den Bedarf des menschlichen Organismus nur durch eine verständig zusammengesetzte gemischte Kost aus pflanzlichen Integralen, die zu einem wesentlichen Teil in naturnahem Zustande sein müssen, geliefert. Ich sage dies mit vollem Verantwortungsbewusstsein als Arzt und nicht etwa als Vegetarier. Die wissenschaftliche Begründung dieser Wertung habe ich, nach bester Möglichkeit, in meinen Schriften zu geben versucht. Ich habe dabei unendlich viel den großen Forschern Amerikas, Deutschlands, aber vor allem Englands zu verdanken, und ich freue mich, heute diesen Dank von ganzem Herzen dem von mir seit Jahren hochverehrten Sir *Robert McCarrison* persönlich ausdrücken zu dürfen, dessen Forschungen von unvergleichlicher Beweiskraft sind.

Wenn ich der integralen Pflanzenkost den höchsten Organisations-, Gleichgewichts-, Nähr- und Gesundheitswert zuspreche, so verneine ich damit keineswegs, dass die animalischen Nahrungsmittel nicht auch Nährwerte enthalten.

Die Tiere holen sich die Nährwerte aus dem Pflanzenreich und ihre Gewebe und Reservoirs sind damit angefüllt. Auch das Fleisch nährt, aber es erzeugt Krankheit durch Gleichgewichtsstörung. Selbst in der Zufuhr einer gesunden, reinen Kuhmilch, die für das schnell wachsende Kalb eine ideale Nahrung ist, muss der Mensch Maß halten, um sein Gleichgewicht nicht zu schädigen. Dies alles und noch viel mehr lernte ich aus dem größten Lehrbuch des Arztes: aus der Ernährungsgeschichte meiner Kranken und aus ihrer Heilernährung. Ich verstand schließlich die Wahrheit des Wortes im 1. Buch Moses 1,29:

»Und Gott sprach: Sehet da, ich habe euch gegeben allerlei Kraut, das sich besamet, auf der ganzen Erde und allerlei fruchtbare Bäume, die sich besamen, zu eurer Speise.«

3. Das Ökonomiegesetz

Dieses Gesetz geht sowohl aus der Erfahrung als auch aus den großen Ernährungsexperimenten des amerikanischen Physiologen *Rüssel M. Chittenden* hervor. Es besagt, dass überschüssige Nahrungszufuhr sowohl die Leistungsfähigkeit wie die Gesundheit mindert. Jedermann weiß, dass Nahrungsmangel verderblich ist; dass Nahrungsüberschuss ebenfalls nachteilig ist, dürfte wohl nur wenigen bekannt sein. In allen Ständen, wo immer die Mittel es erlauben, findet man die Tendenz zu überschüssiger Nahrungszufuhr; je desorganisierter die Nahrung, umso größere Massen werden zugeführt. Wer die Gesetze der Organisation und des Gleichgewichtes beachtet, wird auch mit Leichtigkeit dem Ökonomiegesetz gerecht werden können, welches sagt: *die Nahrungszufuhr soll gerade den Bedarf decken.*

Der menschliche Organismus ist physiologisch auf eine

Tagesmahlzeit eingerichtet. Da heute jedermann auf häufigere Mahlzeiten eingestellt ist, halte ich aus Rücksicht auf die Verdauungsorgane für empfehlenswert, sich auf eine Hauptmahlzeit und zwei frugale Nebenmahlzeiten zu beschränken und das Zwischenhineinessen aufzugeben.

4. Das Mundgesetz

Der Mund, als Eingangspforte der Nahrung, ist durch die Weisheit der Schöpfung mit allem ausgerüstet, was zur qualitativen und quantitativen Beurteilung der Nahrung und zu ihrer Vorbereitung für die inneren Verdauungsorgane notwendig ist, insbesondere findet sich darin der Verkleinerungsapparat, das Gebiss, das Speicheldrüsensystem, um die chemische Verdauung vorzubereiten, und das Geschmacksorgan, das über die Qualität der Nahrung richten und durch Reflexe die Magenarbeit erwecken soll. Das Mundgesetz fordert einfach, dass der Mund bei der Nahrungszufuhr seiner Bestimmung gemäß verwendet werde. Dass dies vielfach nur in ungenügender Weise geschieht, kann wohl niemand bestreiten. Da die Hast unseres Lebens und die derzeitige Beschaffenheit und Zubereitung der Nahrung die Menschen zu ungenügendem Mundgebrauche treiben, bedarf es, selbst nach Korrektur der Nahrung, einer bewussten Aufmerksamkeit und Selbstbeherrschung, um diesem Ordnungsgesetze Nachachtung zu verschaffen. Um diese Aufmerksamkeit aufzubringen, bedarf es bei der Mahlzeit einer geeigneten Gemütslage. Kummer, Sorge, Ärger, Eile mögen der Nahrungsaufnahme fern bleiben.

Diese Ordnungsgesetze der Ernährung geben uns das Richtmaß, um den Grad der Unordnung in der Ernährung eines Kranken zu erkennen und zu wissen, welcher Wandlungen es in seiner Ernährung bedarf, um die Genesung zu ermöglichen. Sie geben aber auch das Richtmaß für die Beurteilung der Ernährungsunordnung des Gesunden bzw. des Volkes, welche das Terrain für die kommenden Erkrankungen vorbereitet und über die Generationen hin die Konstitution verschlechtert. Je nach der angeborenen Konstitution treten die Folgen der Ernährungsunordnung früher oder später im Leben auf, je nach der Ansprechbarkeit der Organe in dieser oder jener Krankheitsform. Die noch kräftige Konstitution verfügt über *erstaunliche Notregulationen,* um den Ausbruch der Krankheit hinauszuschieben, sodass man sich gelegentlich wundert, wie viele Jahre ein menschlicher Körper in scheinbarer Gesundheit eine erhebliche Unordnung verträgt. Doch der Krug geht zum Brunnen, bis er bricht, und die Nachkommen erliegen der gleichen Unordnung weit früher.

Nach dieser Darstellung der Ernährungsgesetze ist es nun dringend notwendig geworden, das Ernährungsgebiet zu verlassen und zu erklären, dass es noch andere Ordnungsgesetze des menschlichen Lebens, folglich auch andere Unordnungen gibt, welche für die Gesundheit und die Konstitution von ebenso hoher Bedeutung sind, wie diejenigen der Ernährung. Wollen wir mit Erfolg gegen unseren heimtückischen Feind, die Krankheit, kämpfen, so müssen wir auch diese

anderen Ordnungsgesetze des Lebens

kennen und ihre Verletzung zu beseitigen verstehen.

Obschon auch diese Ordnungsgesetze wissenschaftlich feststehen, sind die Wirkungen ihrer Verletzung nicht in allen Teilen ebenso gut erforscht, wie bei der Ernährung. Der Grund hierfür liegt vor allem darin, dass diese Unordnungen im praktischen Leben kaum je einzeln und rein vorkommen, sondern so gut wie immer in einer Mehrzahl und gekoppelt mit der Ernährungsunordnung. Unter nachdrücklicher Betonung ihrer hohen Bedeutung für die Gesundheit werde ich sie daher hier nur in Kürze erwähnen.

Die ersten dieser Gesetze betreffen die Beziehungen unseres Lebens zur unbelebten Umwelt, insbesondere zu Licht, Luft, Wärme, Schwerkraft und zu den kosmischen Periodizitäten oder Rhythmen. Die Organe, durch die der Körper zu diesen Umweltbedingungen in Beziehung tritt, sind die Haut, die Lungen, Knochensystem und Muskulatur und das Nervensystem.

5. Das Ordnungsgesetz des Hautorgans

Es ist die Bestimmung des Hautorgans, die Sonnenlichtstrahlung aufzunehmen, von der Luft umfächelt zu werden, auf warme und kühle Temperaturen zu reagieren. Die Haut ist für diese Aufgabe wundervoll ausgestattet und gebaut. Die Sonnenstrahlen dringen, je nach der Wellenlänge, verschieden tief in die Haut ein oder durch sie hindurch ins Innere. Unter dem Einfluss der von der Haut absorbierten Strahlen entsteht durch Bildung von Pigment die Bräunung der Haut, bilden sich neue lebenswichtige chemische Verbindungen, wie das Vitamin D, und steigert sich das gesamte Hautleben. Die Strahlung wirkt also auch e r n ä h r e n d. Die Steigerung des Hautlebens, die Erregung des riesigen Hautnervennetzes und des Blutkapillarnetzes ist für das Geschehen im Körperinnern von hohem Gesundheitswert. Wenn man sich einen Begriff von der gesundheitlichen Bedeutung der Bestrahlung machen will, darf man nur die erstaunlichen Heilungen von schwerkranken Tuberkulösen durch die Sonnenkur von Prof. *Rollier* in Leysin kennen lernen. Es ist wohl ganz selbstverständlich, dass eine wohlbemessene regelmäßige Besonnung des nackten Körpers zu den natürlichen Erfordernissen des Lebens gehört und dass sie gesundheitserhaltend und stärkend wirkt.

Auf dem lebenden Apparat der Haut sollte nun auch die umgebende Luft ihr Spiel treiben, sollten Temperaturwechsel, gelegentlich Regen oder das kalte Wasser von Fluss oder See ihre Reize ausüben, wodurch milde oder mächtige Erregungswellen von der Haut aus durch das ganze System geleitet würden, wodurch wiederum die Regulationsvorrichtungen des Körpers geübt und gestärkt würden.

Sie wissen nun so gut wie ich, dass wir zivilisierten Menschen unserem Hautorgan diese Lebenstätigkeit in Licht und Luft weitgehend entzogen haben. Die Folge ist eine empfindliche, geschwächte, halberstickte Haut, Wegfall der Sonnenernährung und Schwächung der Lebens- und Widerstandskraft des ganzen Systems.

Wir können aus vielen, auch aus gesundheitlichen Gründen der Kleidung nicht entbehren, um aber gesund zu bleiben oder um zu gesunden, wenn wir schwach oder krank sind, sollten wir unserem Hautorgan soweit nötig und möglich zurückgeben, was wir ihm genommen haben.

6. Das Ordnungsgesetz der Lungen

Hier kann ich nur Allbekanntes, aber dennoch zu wenig Befolgtes sagen. Unsere Lungen bedürfen frischer, reiner

Luft Tag und Nacht. In Wohn-, Schlaf-, Geschäftsräumen, in öffentlichen Lokalen, Gaststätten, Konzertsälen, Theatern, Kinos wird gegen dieses Ordnungsgesetz oft gesündigt.

7. Das Ordnungsgesetz der Beziehung zur Schwerkraft

Die Schwerkraft müssen wir bei jeder, auch der kleinsten Bewegung überwinden. Hierzu sind wir mit der Muskulatur, dem knöchernen Skelett, den Gelenken und dem motorischen Nervensystem ausgestattet. Alle Vorgänge im Körper, namentlich auch der Blutkreislauf und die Wärmebildung stehen in enger Beziehung zur Tätigkeit des Bewegungsapparates. Dass dieser Apparat recht empfindlich ist, zeigt ja seine so häufige Erkrankung. Die Gesundheit basiert sich zu einem wesentlichen Teile auf ein wohlbemessenes, weder übertriebenes, noch zu spärliches, aber regelmäßiges und harmonisches Arbeiten dieses ganzen Apparates. Wohl die gesündesten Arbeitsformen sind das Gehen, Bergsteigen, Feld- und Gartenarbeit, Schwimmen, Rudern, Klettern, maßvolles Turnen. Übertreibungen, wie sie der Sport heute leicht zur Folge hat, insbesondere auch im Radfahren, sind gesundheitlich ebenso nachteilig wie sitzende Berufe ohne Gegengewicht.

Dieses Ordnungsgesetz wird von vielen beachtet, doch wird auch dagegen oft gesündigt.

8. Das Ordnungsgesetz des Lebensrhythmus

Dieses Ordnungsgesetz hat eine größere Reichweite im Ablaufe unseres Lebens, als ich Ihnen zu sagen weiß. Es betrifft zuerst den Wechsel von Tag und Nacht, von Wachsein und Schlaf, von Arbeit und Ruhe. Dieser kosmische Tag-Nacht-Rhythmus hat sein Echo in den Lebensprozessen in unserem Innern, nachweisbar im Stoffwechsel und im Lebensgefühl. Sir W. *Roberts* konnte zeigen, dass es in unserem Blute chemische Gezeiten, Ebbe und Flut, gibt, wie im Meer, und dass diese Gezeiten an bestimmte Tages- und Nachtstunden gebunden sind.

Prof. *Stöckmann* behauptet aufgrund sorgfältiger Beobachtungen, dass es eine »Naturschlafzeit« für den Menschen gibt, welche abends 19 Uhr 30 beginnt, und dass der Schlaf in der Zeit von 19 Uhr 30 bis Mitternacht eine um vieles größere Regenerationskraft besitzt als aller Schlaf nach Mitternacht. Er selbst und andere, die seine Lehre bei sich anwendeten, konnten dadurch eine wesentliche Besserung ihrer Gesundheit und Steigerung ihrer Leistungsfähigkeit erzielen. Seine Lehre steht im Einklang mit einem alten Volksglauben.

Gegen diese Naturordnung unseres Lebensablaufes verstößt der Mensch der Gegenwart in rücksichtsloser Weise, doch in der Regel ohne zu ahnen, was er damit anrichtet. Das künstliche Licht hat die Nacht zum Tage gemacht. Für viele, auch schon in der Jugend, »beginnt das Leben am Abend«. Man geht spät zu Bett und kennt den Segen des Frühaufstehens oft nur vom Hörensagen. Das schöne alte Wort: »Early to bed and early to rise, makes a man healthy and wealthy and wise« hat seine Wirkung verloren. Durch solch ungeordnetes Verhalten wird die Regeneration und das chemische Gleichgewicht gestört, der Mensch wird »nervös«, säurekrank, chronisch ermüdet, sucht Hilfe in Reiz- und Rauschmitteln usw.

Dass auch der periodische Wechsel der Jahreszeiten sein

Echo in den inneren Lebensvorgängen findet und eine entsprechende Lebensordnung erfordert, lehrt uns nicht nur die Erfahrung am Menschen, sondern auch das Tierleben. Frühjahr, Sommer und Herbst locken uns ins Freie zum Erleben unserer Naturverbundenheit; der Winter aber sollte unserem seelischen Wachstum und der Verinnerlichung dienen.

Zum Schlusse sei mir erlaubt, auch noch auf ein Ordnungsgesetz allerhöchsten Ranges hinzuweisen, auf

9. Das Ordnungsgesetz des Seelenlebens

»Oramus ut sit mens sana in corpore sano«.

Die Gesundheit der Seele hat die Nachachtung aller schon genannten Ordnungsgesetze zur Voraussetzung. Ein schlecht ernährter, vergifteter Körper macht auch die Seele leiden, ein minderwertiger Körper erzeugt Minderwertigkeitskomplexe. *Nietzsche* hat die Ressentiment-Mentalität der Zukurzgekommenen im Willen zur Macht monumental geschildert. Die Minderwertigkeit wird mit Überempfindlichkeit und Selbstüberhebung kompensiert.

Aus allen Teilen und Winkeln des Körpers strömen Meldungen über das dortige Geschehen zum Sammelbecken Gehirn und lassen da das Lebensgefühl als ein »Rauschen am Seelengrunde« entstehen, im Gesunden rein, harmonisch und kräftig, im Ungesunden trübe, disharmonisch, grell oder geschwächt. Das angekränkte Lebensgefühl gibt der Seele Überwindungsarbeit. Man erinnere sich an das *Kant* sehe Traktat »Über die Macht des Gemüts, der krankhaften Gefühle Meister zu werden«. Aber das Gehirn ist nicht nur das

Kontrollorgan aller körperlichen Lebensgeschehnisse, es ist auch das Organ der Aufmerksamkeit für die Umwelt, das Empfangsorgan für die geistige Einströmung, das Kraftfeld des Bewusstseins, in welchem die seelischen Erregungen verarbeitet werden sollen, und bei dieser hohen Aufgabe besteht es »aus Fleisch und Blut«, ist außerordentlich empfindlich auf schlechte Ernährung und Gifte jeder Art.

Soll die Seele gesund bleiben, muss für gute Ernährung des Gehirns gesorgt werden. Nur dann können die seelischen Erregungen mit Hilfe des Geistes zum Wohle des Ganzen gesteuert werden.

Seelische Erregungen gibt es positiver und negativer Art. Positiv sind Vertrauen, Mut, Zuversicht, Glaube, Hoffnung, Liebe; negativ Misstrauen, Furcht, Angst, Neid, Eifersucht, Hass, Zweifel, Hoffnungslosigkeit. Jeder Erregungsvorgang, der durch die Gegenwart des Daseins von frühester Kindheit an durch das Gemüt fließt, wird mit allen seinen Zusammenhängen vom Erinnerungsorgan der Seele, von der Mneme, registriert und für alle Zeiten festgehalten. Kehren gleiche Zusammenhänge, gleiche Situationen wieder, so erwacht die frühere Erregung zu neuem Leben und wirkt bestimmend auf das Verhalten in der neuen Situation. So ist die Seele die Trägerin der Vergangenheit seit der Geburt, ja seit Generationen, denn sie enthält eine erworbene und eine ererbte Mneme. Unser Verhalten im gegenwärtigen Moment wird daher, meist in übermächtiger Weise, durch die oft weit hinter uns liegende Vergangenheit determiniert, je reicher diese Vergangenheit an negativen Erregungen war, umso unheilvoller, aber auch umgekehrt. Nur die Macht des Geistes, so wie sie im gegebenen Augenblick in uns vorhanden ist, vermag hier Ordnung zu schaffen, die Vergangenheit in die Schranken zu weisen. Wir sprechen in Bezug auf diesen Vorgang der geistigen Steuerung vom »freien Willen«. Es ist nicht der freie Wille, es ist das gesunde Gehirn als Empfangsorgan des Geistes.

Sie sehen: die Gesundheit der Seele hängt von dem ab, was wir in jedem Gegenwartsmoment tun, ob wir jetzt gerade die Ordnungsgesetze des Lebens liebend und freudig befolgen oder sie übermütig, selbstherrlich, trotzig verletzen. Zur Entscheidung, ob so oder so, ob gesund oder krank, ist uns das Heute gegeben. Unser Wahlspruch möge wie derjenige der weisen Römer heißen: *Carpe diem! Ergreife den Tag!*

Dies sind nun die hauptsächlichsten Ordnungsgesetze des Lebens, so wie ich sie sehe, jedoch der Kürze wegen recht unvollständig beschrieben. Vier betreffen die Ernährung, vier unsere Beziehungen zur unbelebten Umwelt und das letzte unser Seelenleben. Sie bilden zusammen das Reich der Ordnungen. Wer in diesem Reiche lebt, gewinnt das höchste Gut: die volle Gesundheit.

Außerhalb dieses Reiches ziehen Unordnung und in der Folge Krankheit in das menschliche Leben ein.

Wie verhält sich nun die zivilisierte Menschheit zu diesen Lebensgesetzen? Kurz gesagt: Sie verletzt gewohnheitsmäßig und ahnungslos in verschieden hohem Grade alle diese Ordnungsgesetze. Sie lebt nicht im Reiche der Ordnungen, sondern im Reiche der Unordnungen.

Von den Folgen werde ich im nächsten Vortrag sprechen.

Aus dem Schlusswort von Sir Robert McCarrison:

Bircher-Benner und ich sind ganz verschiedene Wege gegangen. Ich habe mein Leben lang im Laboratorium gearbeitet, er als prak-

tischer Arzt an Patienten, und doch sind wir beide zum selben Ziel gelangt: Gehorsam gegenüber den Gesetzen der Natur, den Gesetzen des Körpers, den Gesetzen der Gemeinschaft, den Gesetzen der Seele und den Gesetzen des Geistes. Gewiss, wir Menschen haben in diesen Dingen unseren freien Willen; aber Bircher-Benner und ich sind zur Erkenntnis gekommen, dass wir alle viel zu wenig diesen Gesetzen gehorsam sind und dass Gehorsam besser ist als Ungebundenheit. Selbst der Ozean muss, trotz seiner scheinbaren Freiheit, den Naturgesetzen gehorchen. Besonders hat mich aber gefreut, dass Bircher-Benner nicht nur beim Körper, sondern auch bei der Seele und dem Geist jene Vollgesundheit, die dem Leben wirklich gewachsen ist, und ihren Zusammenhang mit der Ernährung im Auge hat.

2. Vortrag:

Die Hölle der Ungesundheit

Aus der einleitenden Begrüßung durch den Tagespräsidenten Captain Elliston, M. P., Unterhausmitglied, Editor of the Medical Officer:

»Es sind nun seit dem letzten Besuch von Dr. Bircher-Benner fünf Jahre verflossen. Wir haben ihn in der Zwischenzeit nicht vergessen. Durch ihn ist unterdessen ein enormes Interesse für die Ernährungsfrage in England erwacht.

Bircher-Benner kommt im richtigen Augenblick für unser Land hierher, nämlich in der Zeit unseres Gesundheits-Feldzuges (Health Campaign). Das englische Volk hat bis vor kurzem viel zu wenig über Ernährung gewusst und erfahren. In den medizinischen Schulen wurde fast gar nichts über Ernährung gelehrt. Diese Frage wurde sehr vernachlässigt, und darin liegt ein Vorwurf, den wir uns machen müssen.«

Heute will ich versuchen, einen Überblick über die Folgen dieses Ungehorsams, wie ich sie nenne, über »die Hölle der Ungesundheit« zu geben. Diese meine Aufgabe ist keine leichte Sache, gilt es doch Zusammenhänge zu beleuchten, die bis vor kurzem noch in undurchdringlichem Dunkel lagen. Auch hier möchte ich Sie wieder um wohlwollende Nachsicht bitten, weil ich so vieles in der gegebenen Zeit nicht zu sagen und zu begründen vermag, was zur Sache gehört. Die Zeit ist eine harte Gebieterin und die Sprache so unzureichend, wenn sie das Lebensgeschehen schildern soll. Auch hier verweise ich jene, die eingehendere Aufklärung wünschen, wiederum auf meine im Buchhandel erschienenen Schriften. Selbst die Bilder, die ich zur Erläuterung einiger Sachverhalte beifüge, sind nur ein schwacher Abglanz der Wirklichkeit.

Was wir »Krankheit« nennen, ist nur ein begrenzter Teil der »Ungesundheit«. Der Angriff auf die Gesundheit beginnt an dem Tage, da der Mensch das Reich der Ordnungen verlässt. Von diesem Beginne bis zum Auftreten der diagnostizierbaren Krankheit kann es lange dauern, können Jahre, Jahrzehnte verfließen, können Generationen einander folgen. Ernährungsexperimente mit Tieren haben ebenfalls das Bestehen dieser »Vorzeit« vom Beginn der Versuchsnahrung bis zum Ausbruch offenbarer Krankheit erkennen lassen; *McCollum* nannte diese Vorzeit »Dämmerungszone der Ernährungsunbeständigkeit« (Twilight zone of nutritional Instability). Beim Menschen nannte ich diese Vor- oder Inkubationszeit: »trächtige Gesundheit«. Während dieser Zeit gilt der Mensch praktisch für gesund. Wohl warnen ihn mehr und mehr gewisse Zeichen, wie unharmonisches Lebensgefühl, anormale Ermüdbarkeit, Gereiztheit, Neigung zu »Erkältungen«, leichte Funktionsstörungen, Gemütsverstimmungen u. a., ihm sagend, dass nicht »alles in Ordnung« ist. Beklagt er sich, lautet gar oft das Urteil: alles nur »nervös«. Es fehlt ganz allgemein die richtige Deutung dieses Stadiums der trächtigen Gesundheit, fehlt das Verständnis für die Verursachung oder gar für die Abwehr. Unaufhaltsam vollzieht sich ein Hinuntergleiten auf der schiefen Ebene bis zum Ausbruch der diagnostizierbaren Erkrankung.

In den Augen der Kenner dieses Stadiums der Ungesundheit ist diese Dämmerungszone für die menschliche Gesellschaft, für das soziale und familiäre Leben noch verhängnisvoller als die ausgebrochenen Krankheiten, weil unter ihrem Einfluss das menschliche Gemüt entartet.

Als ich durch die Liebenswürdigkeit des Herrn *Charles Hecht,* Honorary Secretary der Food Education Society, Dr. *Macpherson Lawries* Buch »Nature hits back« – »die Natur schlägt zurück« – kennen lernte, sah ich zu meiner besonderen Genugtuung, dass England, m. W. einzig unter allen Ländern der Erde, einen Nervenarzt (physician of Psychological Medicine) besitzt, welcher sowohl die Bedeutung wie auch die Verursachung dieses Ungesundheitsstadiums voll und ganz erfasst und auch beschrieben hat. Macpherson Lawrie sagt in diesem Buche:

> »Ich bin der Ansicht, dass die Krankheit, die ins Spital und in Anstalten kommt, nicht die wirkliche Tragödie der Ungesundheit ist. Nicht die Krankheit, die der Arzt sieht, ist es, sondern jene Ungesundheit, welche das Leben verkrüppelt, den Werktätigen heimsucht, das Heim verdirbt.«
>
> »Nervosität, Kleinmut, Erschlaffung sind die tragischsten Krankheiten. Diese krankhaften Gemütsstimmungen schädigen das Leben beharrlicher und dramatischer als irgendwelche anderen Krankheitsformen. Dies sind die Ungesundheiten, welche Bedeutung haben, die Ungesundheiten, welche zählen. Sie verderben mehr Leben, zertrümmern mehr Heime und erzeugen mehr Armut als schwere Krankheiten.«
>
> »Unsere Wertung der Krankheit muss sich wandeln. Ausgebrochene Krankheit muss vor unserem Urteil sowohl bezüglich Wichtigkeit als auch bezüglich Einschätzung an zweite Stelle treten, weil wir erkennen müssen, dass in unseren Häusern und auf den Straßen machtvollere und verderblichere Ungesundheiten lauern, die teurer bezahlt

werden müssen und mehr Beachtung verdienen als alle Krankheiten, die heute in Pflegestätten und Krankenhäusern behandelt werden.«

Und was Dr. *Macpherson Lawrie* in meinen Augen besonders auszeichnet, ist die für mich erstaunliche Tatsache, dass er die fundamentale Bedeutung der Missernährung in der Verursachung dieser Ungesundheit klar erkannt hat. Er schreibt in einem Artikel, betitelt »The Masterkey of Life Itself« (Der Hauptschlüssel zum Leben), der im September 1937 im »Contributor«, dem Organ der »Hospitals Savings Association« erschien, folgende Worte:

> Meine eigene, mehr psychologische Einsicht lehrt mich, dass die Missernährung wohl den allerschlimmsten Einfluss ausübt, weil sie, wie ich sehe, so augenscheinlich bei Reich und Arm jene Gesundheitsqualitäten schädigt, die zu geordnetem Fortschritt, zum Frieden, zur Zufriedenheit und zum Gedeihen so lebensnotwendig sind.«

Dieser einsichtigen Auffassung Macpherson Lawries muss ich, gestützt auf eigenes Wissen und eigene Erfahrung, von ganzem Herzen zustimmen. Mehr als 40 Jahre lang habe ich Psychotherapie stets mit Ernährungstherapie, aber auch Ernährungstherapie stets mit Psychotherapie verbunden angewendet. Oft hatte ich Gelegenheit, zu bedauern, dass viele Nervenärzte, namentlich Psychoanalytiker, die Bedeutung der Ernährung gering schätzten. Umso größer meine Freude, durch »Nature hits back« endlich einen Nervenarzt zu finden, der die Wirkungen der Nahrung würdigt.

Das Unheil, welches die Übertretung der Lebensgesetze schon im Bereiche der trächtigen Gesundheit anrichtet, entzieht sich zum größten Teil der ärztlichen Beobachtung und Bekämpfung. Dieser Teil der Hölle der Ungesundheit entwickelt sich unkontrolliert und wird für viele Menschen, ja für ganze Völker zum Schicksal. Selbsttäuschung verhindert die betroffenen Millionen, die Ursachen ihrer Not zu erkennen. Man lebt und ernährt sich ja, wie alle Welt lebt und sich ernährt.

Die Gemütsschädigungen, welche *Macpherson Lawrie* schildert, sind indessen keineswegs die einzigen Schäden, welche die ungeordnete Lebensführung während der Dämmerungszone im menschlichen Organismus verursacht. Parallel damit ereignet sich eine allmähliche Verschlechterung der Konstitution und eine Schädigung des Keimplasmas, aus welchem dereinst die Nachkommen hervorgehen. Die Frucht, die im Schoße einer ungeordnet lebenden Mutter wächst, kann in zweifacher Weise benachteiligt sein: 1. infolge geschwächten Keimplasmas, was sich in mannigfachen Folgen sowohl körperlicher wie seelischer Art geltend machen wird; 2. durch die fehlerhafte Ernährung der Mutter, weil die Frucht ihre Nahrung aus einem armseligen Blut der Mutter empfängt. Spricht man im ersten Falle von Vererbung schlechthin, so ist dies irreführend und ungenau, denn es handelt sich hier um Spätschäden ungeordneter Ernährung über die Grenzen des Individuums hinaus. Im zweiten Falle aber können sich schon im Mutterleibe Organerkrankungen vorbereiten oder selbst einstellen, so dass das Kind schon erkrankt zur Welt kommt, dies trifft insbesondere für Erkrankungen der Verdauungsorgane und des Herzens zu, äußert sich aber auch in Hemmungen des Wachstums. Die Lage des Kindes verschlimmert sich dann gewöhnlich noch dadurch, dass sowohl Qualität wie Quantität der Muttermilch unter solchen Bedingungen zu wünschen übrig lassen.

Oft konnte ich beobachten, dass Menschen mit solcher vorgeburtlichen Belastung den Lebensunordnungen, die auf die Eltern wirkten, gegenüber, wenn diese sich auch in ihrem Leben einstellten, erhöhte Empfindlichkeit zeigten, sodass sie an konstitutionellen Erkrankungen früher als andere, bisweilen schon in der Kindheit erkrankten. Millionen Neugeborener kommen bei der derzeitigen Lebensweise der zivilisierten Nationen mit angeborenen Schwächen leichten bis schweren Grades zur Welt. Keine Phantasie vermag auszudenken, welche Summe missratenen Lebens aus dieser Quelle stammt, keine Worte vermögen es zu schildern. Wer aber ermisst die Folgen? Hier muss ich an ein Wort von *Nietzsche* denken. Er sagt:

> »Denn alles, was dem Einzelnen als verfehltes, missratenes Leben erscheint, seine ganze Bürde von Missmut, Lähmung, Erkrankung, Reizbarkeit, Begehrlichkeit, wirft er auf die Gesellschaft zurück – und so bildet sich um sie eine schlechte, dumpfe Luft und, im günstigsten Falle, eine Gewitterwolke.« (Morgenröte 213.)

Die Eltern führen ihre Kinder in ihre Lebens- und Ernährungsweise ein. So z.B. werden die Kinder früh an Fleischkost, Eier, Weißbrot, Zuckerzeug, Konserven, Kaffee, Schokolade und selbst an alkoholische Getränke gewöhnt. Das Kind hält für richtig und gut, was die Eltern tun. Gleiches tut ja auch die ganze Bekanntschaft, die Gesellschaftsklasse, tun die Schulkameraden. Wie sollte man nicht auch so tun. Wehrt sich ein Kind gegen die Fleischkost, so wird es überredet, gezwungen. Es gewöhnt sich. Dem Erwachsenen ist alles liebe Gewohnheit geworden. Jeglicher Verdacht, jegliches Misstrauen ist ausgeschlossen. So kann der Feind der Gesundheit und des Lebens sein Werk ungestört vollbringen.

Wenn ich im Gleichnis sprechen darf: Es bildet sich während der Dämmerungszone in unserem Körper der Sumpfboden, auf dem nun die allerverschiedensten Krankheiten wie Unkräuter und Mistblumen aufschießen werden. Welche Krankheiten es sein werden, das hängt von der Lebensunordnung der Vorfahren, der daher stammenden Ansprechbarkeit der Organe und vom individuellen Ursachenkomplex ab.

Unordnungs-Krankheiten

1. Die Rachitis oder englische Krankheit

Diese Krankheit tritt meist schon im Säuglingsalter auf, aber auch als »Spätrachitis« während des Wachstumsalters. Zählt man auch die leichtesten Grade der Rachitis mit, so ist ihre Verbreitung eine fast universale. Ihr auffallendstes Symptom ist gestörtes Knochenwachstum, Ausbleiben der Knochenhärtung durch Kalkeinlagerung. Daher kommt es zu Verbiegungen im Knochensystem, an den Gliedmaßen, am Brustkorb (Rosenkranz), am Schädel, an der Wirbelsäule, am Becken. Bei ernsteren Graden der Krankheit gesellt sich zu diesem Symptom hinzu eine erhöhte Reizbarkeit des Nervensystems und eine Krampfbereitschaft der Muskulatur (Spasmophilie, Tetanie), Zustände, die das Leben gefährden. Nach Überwindung der Krankheit bleiben oft Verkrümmungen des Knochensystems für das ganze Leben zurück, so an den Kiefern, an den Beinen, an der Wirbelsäule, am Becken. Das rachitisch verengte Becken wird bei Frauen zu einem Geburtshindernis. Die Verkrümmung der Kiefer hat Malokklusion der Zahnreihen zur Folge. Wie Mrs. *Mellanby* nachgewiesen hat, verursacht die Rachitis eine erhöhte Karies-Bereitschaft der Zähne.

Von dem Ursachenkomplex der Rachitis ist heute bekannt, dass der Mangel an Vitamin D und ein Missverhältnis zwischen Calcium- und Phosphorgehalt der Nahrung die ausschlaggebende Rolle spielen. Der Mangel an Vitamin D ist dabei gleichbedeutend mit Mangel an Besonnung der Körperoberfläche, da sich das Vitamin D in der Haut aus Ergosterin und ultravioletten Lichtstrahlen bildet.

2. Die Möller-Barlowsche Krankheit der Säuglinge

Diese Krankheit trat auffallend häufig auf, als die künstliche Ernährung der Säuglinge mit sterilisierter Kuhmilch eingeführt wurde. Es stellten sich Blutungen in die Haut, aus den Schleimhäuten und, unter äußerst schmerzhaften Schwellungen, zwischen Knochenhaut und Knochen ein. Die schmerzvolle Krankheit endete mit dem Tode des Säuglings. Schließlich entdeckte man, dass die Krankheit mit einem Schlage zu schwinden begann, sobald man den armen Patientchen die sterilisierte Milch durch rohen Karotten-, Orangensaft und rohe Milch ersetzte. Die Ursache der Krankheit lag in den Substanzveränderungen, welche die Milch durch die Hitze des Sterilisierens erlitt, wozu namentlich auch die völlige Zerstörung des C-Vitamins gehört.

Diese Beobachtung hätte für die Medizin schon vor jetzt 45 Jahren eine Mene tekel upharsin sein können, hinweisend darauf, dass die Substanzänderungen der Nahrung durch Hitze beim Kochen, Braten, Backen, Pasteurisieren, Sterilisieren für die Gesundheit nicht bedeutungslos sind. Man erfasste jedoch dazumal den Sinn der Sache noch nicht.

3. Die Herter-Heubnersche Krankheit oder Coeliakie

Mit diesem Namen bezeichnet man nur die schweren Formen dieses Krankheitsbildes. Leichtere Formen entgehen oft der Erkenntnis. Die schweren Formen verliefen fast ausnahmslos tödlich. Die Krankheit beginnt im frühen Kindesalter mit Verdauungsstörungen, Leibschmerzen, Durchfällen oder häufigen massiven Entleerungen. Der Bauch schwillt auf, das Kind magert ab, wird blutarm. Das Wachstum kommt zum Stillstand. Man ängstigt sich um das Kind, gibt ihm ausgesuchteste, durch und durch gekochte Schondiät, damit sein Darm sich beruhige. Doch aller Pflege und Diät zum Trotz verschlimmert sich der Zustand von Monat zu Monat.

Vor 12 Jahren übernahm ich zum ersten Male die Behandlung eines solchen schwerkranken, 6-jährigen Kindes. Die Krankheit hatte im 3. Lebensjahr des Kindes begonnen. Als sich der Zustand stetig verschlimmerte, sandte man das Kind in die Schweiz ins Hochgebirge. Von da wurde die kleine Lala M. einer schweizerischen Universitätsklinik zugeführt, wo sie fünf Monate lang mit aller Sorgfalt behandelt wurde. Da sich auch dort der Zustand weiter verschlimmerte, wandte sich die Mutter, eine Zahnärztin aus Riga, an mich, mit der Bitte, die Behandlung des Kindes zu übernehmen. Nachdem ich von ihr gehört, wie das Kind bisher diätetisch behandelt worden war, entschloss ich mich zur Aufnahme desselben.

Meine Behandlung bestand in individueller Lebensordnung und in Heilernährung mit, dem Zustand der Verdauungsorgane angepasster, vegetabiler Rohnahrung. Nach acht Monaten hatte das Kind 7 kg an Körpergewicht zugenommen und 7 cm Längenwachstum gewonnen. Nach zwei

Jahren sah ich es wieder als gesundes Mädchen. Heute erfreut es sich im 16. Lebensjahr voller Gesundheit. Es ist dies m. W. der erste Fall dieser schweren Krankheit, der durch zielbewusste Heilernährung geheilt wurde. Was man bisher bei dieser Krankheit wie den Tod gefürchtet hatte, das »Rohe«, hat dem Kinde die Gesundheit zurückgegeben. Der Baustein, den die Bauleute verworfen hatten, war zum Eckstein geworden. Seither haben einige Kinderkliniken die Heilernährung der Herterkinder im gleichen Sinne durchgeführt und berichten nun ebenfalls über »verblüffende Erfolge«.

Wer in das Wesen der von mir im ersten Vortrag erwähnten Ordnungsgesetze der Ernährung eingedrungen ist, in das Organisations- und das Gleichgewichtsgesetz, der wird meine folgende Äußerung verstehen: Wenn eine Krankheit von so ernstem Charakter durch Heilernährung mit vegetabiler Rohkost und damit verbundene Lebensordnung heilt, so ist – ex juvantibus – der Schluss gerechtfertigt, dass sie durch Übertretung der Ordnungsgesetze, insbesondere derjenigen der Ernährung, verursacht worden ist. Jene durch und durch gekochte Schonkost, welche bisher den Herterkranken als Heilkost verabreicht wurde, war in Wirklichkeit als denaturierte und desorganisierte Nahrung die Ursache des Fortbestehens und der stetigen Verschlimmerung der Krankheit.

Die Furcht vor dem Rohen hat sich da an vielen armen Kinderchen gerächt, ein Beispiel für jenes Wort des Generaloberarztes *Dr. Buttersack:* »Die Therapie unserer Zeit ist von der Furcht diktiert.«

Es ist aber auch der weitere Schluss berechtigt, dass eine richtig zusammengesetzte, in der Zubereitung dem Kranken angepasste Rohnahrung nicht nur zu nähren vermag, sondern auch den Anforderungen des Wachstums gerecht wird und der Heiltendenz des Körpers, seinem hygiogenetischen Vermögen, die Oberhand zu verschaffen vermag.

Auch hier, wie bei der Möller-Barlowschen Krankheit, hat sich die Hitzeveränderung der Nahrung als unheilvoll erwiesen.

4. Darmträgheit, Konstipation, Darmfäulnis, intestinale Toxaemie, Colitis, Colibazillose

Eine Nahrung mit viel tierischem Eiweiß (Fleisch jeder Art, Eier, Milch und Käse), mit Kohlehydraten (Stärke, Zucker), die der von der Natur beigegebenen Vitamine und Mineralstoffe durch technische Verarbeitung (Weißbrot, Weißmehlspeisen, Zuckerwaren) beraubt worden sind, eine Nahrung, die überdies zur Hauptsache hitzeverändert, also arm an frischen Vegetabilien ist, oft auch reichliche Alkoholgaben enthält, führt mit mathematischer Sicherheit zur Konstipation. Die leichteren Grade dieser Darmlähmung bleiben in der Regel völlig unbeachtet. Der Mensch unserer Zeit glaubt, dass sein Darm normal funktioniere, wenn er sich von selbst ein Mal im Tage entleert. Es ist ihm völlig unbekannt, dass nur dann normale Funktion besteht, wenn täglich drei spontane Entleerungen von breiigen Stuhlmassen erfolgen. Er denkt erst dann an »Stuhlverstopfung«, wenn die Entleerung ganze Tage ausbleibt, so dass er allerlei Mittelchen anwenden muss, um die Entleerung herbeizuführen. Es besteht sogar manchmal auch dann Konstipation, wenn mehrere diarrhoische Entleerungen je Tag erfolgen.

Man kann diese Funktionsstörung der Verdauung zu einem großen Teil noch zur Dämmerungszone zählen, in welcher sie als Mitursache bei der Vorbereitung des späteren Krankheitsausbruches eine bedeutende Rolle spielt. Später allerdings überschreitet ihr Wirken die Dämmerungszone: sie wird mit allen ihren Folgen zum Zentrum ernstester Krankheiten.

Bei der genannten tiereiweißreichen Ernährung ist die Konstipation stets verbunden mit Eiweißfäulnis im Dickdarm. Durch diese Fäulnis wird im Darme ein neues Bakterienwachstum angeregt. Die sonst nützlichen und harmlosen Darmbakterien ändern ihren Charakter, sie werden bösartig und produzieren Gifte schwerster Art. Infolge des Mangels bzw. der Armut der Nahrung an den Vitaminen A, B-Komplex und C werden nicht nur die Darmmuskeln lahm, sondern es kommt überdies zu einer langsamen Schädigung und schließlich Degeneration der Darmschleimhaut. Unter normalen Verhältnissen bildet die Darmschleimhaut eine Schranke gegen das Eindringen ungeeigneter Stoffe und Bakterien. Mit der Schädigung und Degeneration aber geht diese Schutzwirkung der Schleimhaut mehr und mehr verloren. Nun beginnt einerseits der chronische Darmkatarrh, die Colitis, andererseits das Eindringen zuerst der Fäulnisgifte, dann aber auch der Darmbakterien, ins Blut. Die »Selbstvergiftung« (Autointoxikation, intestinale Toxaemie) aus dem Darmfäulnisherd ist zwar eine weltbekannte Sache, dennoch viel zu wenig beachtet. Hervorragende Ärzte aller Länder der Erde haben sie erforscht und darüber geschrieben, um auch nur einige zu nennen: Senator Bouchard, Combe, Kellogg (Battle Creek), Becher in Frankfurt, Sir Arbuthnoth Lane in England und neuerdings McDonagh in London. Bekannt ist ja auch der Ausspruch Metschnikoffs: »Der Dickdarm ist der Mörder des Menschen.«

Das vergiftete Darmblut strömt zuerst durch die Leber, die wie ein Filter wirkt, nach bestem Vermögen entgiftet, aber dabei allmählich zu Schaden kommt. Aus der Leber gelangt schließlich ein immer noch gifthaltiges Blut in den großen Kreislauf, sodass nunmehr die Darmgifte auf die Blutgefäßwände, auf die Gewebe und Organe einzuwirken beginnen. Um einen wesentlichen Grad verstärkt sich diese intestinale Toxaemie, wenn bei langedauernder Verstopfung die Klappe am Eintritt des Dünndarminhaltes in den Dickdarm durch Ausdehnung des Blinddarms schlussunfähig wird, sodass der faulende Inhalt des letzteren in den Dünndarm zurückläuft. Erstens werden dann die Gifte in größerer Menge aufgesaugt und zweitens breiten sich nun die Fäulnisbakterien auch im Dünndarm aus.

Zu diesem Vergiftungsprozess kommt nun häufig hinzu, dass auch die Dickdarmbakterien ins Blut einbrechen. Es kommt dann zu der bekannten Erkrankung, die man Colibazillose nennt: Ansiedelung der Colibazillen in der Gallenblase (Gallenblasenentzündung), im Nierenbecken (Pyelonephritis) und in der Blase (chronische Cystitis). Auch Streptokokken-Invasion ins Blut vom Dickdarm aus geschieht häufiger als angenommen, was dann zu chronischer Sepsis führt.

Man muss sich nun klar machen, dass bei diesem Sachverhalte zwei große Krankheitsursachen gleichzeitig und vereint auf den Organismus losgehen: 1. die ungeordnete Ernährung, welche nicht nur Nährschäden anrichtet, sondern auch die Kampfkraft des Zellenstaates gegen Infekte herabsetzt, und 2. die intestinale Toxaemie und die Bakterieninvasion. Es ist so ein *zweifacher Ursachenkomplex* entstanden. Entsprechend sind nun die Krankheitsfolgen, von denen die hauptsächlichsten sind: chronische Colitis bis zur Colitis gravis oder ulcerosa (geschwüriger Dickdarmkatarrh), Leberleiden, Gallenblasenentzündung, Nierenbeckenentzündung, Blasenentzündung, Schilddrüsenentzündung (Beitrag zur Kropfbildung), Basedowsche Krankheit, Kreislaufkrankheiten, darunter die Raynaudsche Krankheit, die zum Absterben der Gliedmaßen führt, chronischer Gelenkrheumatismus, Arthritis deformans, Frauenleiden, Zwölffingerdarm- und Magengeschwüre, Brust-, Darm- und Magenkrebs.

Sir *Arbuthnot Lane,* der große englische Chirurge, hat als erster die operative Herausnahme des ganzen Dickdarmes mit Erfolg ausgeführt. Nach der Operation sah er zu seinem Erstaunen, dass je ein Fall von chronischem Gelenkrheuma, von Basedowscher Krankheit, von Raynaudscher Krankheit ausheilten. Der gleiche Autor berichtet, dass unter den vielen Frauen, die er wegen Brustkrebs operiert habe, nicht eine war, die zuvor nicht jahrelang an Constipation gelitten hätte.

McCarrison, einer der bedeutendsten Ernährungsforscher der Welt, machte einen großangelegten Ernährungsversuch mit Affen. Er gab ihnen ihr gewohntes Futter, experimenti causa, im Autoklaven gekocht. Sämtliche Affen erkrankten an Dickdarmkatarrh (Colitis) und 30% derselben wiesen Magen- und Zwölffingerdarmgeschwüre auf.

Angesichts dieser Tatsachen fragte ich mich: Wie ist es denn möglich, dass man gegen die Darmträgheit auch heute noch mit Abführmitteln, Bitterwässern, Paraffin und dergleichen ankämpft, aber die Beseitigung der eigentlichen Ursachen, d.h. eine gründliche Korrektur der Ernährung, unterlässt? Man erzwingt wohl damit eine Zeit lang die Leibesöffnung, beseitigt jedoch nicht den fortschreitenden Nährschaden, noch die Darmfäulnis, noch die intestinale Toxaemie, noch verhindert man all die genannten Folgen, dagegen steigert man mit diesen Mitteln die Reizung der Darmschleimhaut und beschleunigt ihre Degeneration. Nach meiner Erfahrung schreitet man selbst dann noch nicht zur ursächlichen Behandlung, wenn die obengenannten ernsten Folgen schon eingetreten sind. Ich bin von der Notwendigkeit erfüllt, dass hier eine Wandlung kommen muss. Unzähligen Kranken könnte geholfen werden, ein unermesslicher Gewinn an Gesundheit würde den Völkern durch ursächliches Vorbeugen erwachsen. Dies würde aber eine eingreifende Wandlung der Volksernährung bedingen mit allem wirtschaftlichen Drumunddran und da liegt die Schwierigkeit. Hier kann man mit Schiller fragen: »Wer wagt es, Rittersmann oder Knapp …?«

5. Die Eingeweidesenkung oder Glenardsche Krankheit

Diese Krankheit ist eine häufige Begleitung der Darmträgheit. Es erstreckt sich bei ihr die Erschlaffung der Muskulatur auf den ganzen Körper, sodass die im Leibe aufgehängten und durch Muskelspannung am richtigen Ort festgehaltenen Organe herabsinken. Magen- und Darmsenkung, Wanderniere, Wanderleber, Gebärmuttersenkung, solches sind die greifbarsten Symptome. Die Erkrankten sind rasch ermüdbar, leben am Rand der Erschöpfung, arbeiten unter Aufgebot aller Willenskräfte und leiden überdies an Verdauungsstörungen. Angeborene Schwächung spielt in der Regel dabei eine Rolle, aber auch ohne diese können erschöpfende Krankheiten und Lebensbedingungen solche Zustände herbeiführen. Doch, wie schon gesagt, die Erschlaffung erstreckt sich über den ganzen Körper, selbst die Gesichtszüge haben etwas Hängendes bei diesen Menschen. Die »Voltspannung des ganzen elektrischen Stromes« in diesem Lebensbetrieb scheint gesunken zu sein, um bildlich zu sprechen. Die Zahl solcher Underlinge ist recht groß, namentlich unter den sitzenden Berufsarten.

Auch hier feiern die »kürzeren Wege« Triumphe. Man wendet Traggürtel um den Bauch an, um die Eingeweide zu tragen. Man öffnet den Bauch und näht die Nieren, den Magen, die Gebärmutter in Hochlage an. Einst kam eine schwerkranke Amerikanerin in meine Behandlung, deren Leib fünf große Operationsnarben, von solchen Eingriffen herrührend, aufwies. Gesundheitsgewinn hatte sie keinen davon, wohl aber größeren Schaden durch Verwachsungen.

Alle diese gutgemeinten Versuche, solchen Leidenden zu helfen, würden mich rühren, wenn ich nicht wüsste, dass hier nur durch Lebens- und Ernährungsordnung zu helfen ist. Ich habe dies zuerst an einem ganz schweren Falle erlebt, den ich Ihnen erzählen will.

> Ein abgemagerter, elend aussehender, hochgewachsener Mann kommt zu mir zur Konsultation. Er stammt aus der Zentralschweiz, war aber viele Jahre in überseeischen Ländern, aus denen er krank zurückkehrte. Er erzählt mir seine Krankheitsgeschichte: magenleidend, schon lange erfolglos behandelt. Ich konstatiere eine hochgradige Eingeweidesenkung mit stark erweitertem Magen. Mir scheint der Zustand hoffnungslos zu sein, aber ich sage ihm: »Sie haben bis jetzt nur durchgekochte Magendiät gegessen und sind dabei stets kränker geworden. Wollen Sie einen letzten Versuch machen, nur soundso zubereitete Rohnahrung zu essen? Ich verspreche Ihnen nichts, aber wenn noch eine Möglichkeit, dann diese.« – Der Patient lässt sich alles erklären, geht heim. Nach zwei Monaten kommt er wieder und sagt: »Ich tat, wie Sie mir rieten, und ich fühle mich etwas besser und kräftiger.« – Ich: »Fahren Sie mit der Rohnahrung weiter, dazu Vollkornbrot und später auch

Kartoffeln mit Schale und etwas gekochtes Gemüse, aber nun kommt noch etwas anderes, Sie müssen systematisch wandern, mit wachsenden Kräften mehr und mehr.« – Zwei Jahre vergehen. Da kommt ein großer, stattlicher, gesund aussehender, kräftiger Mann in mein Sprechzimmer und fragt: »Kennen Sie mich noch?« – Ich kannte ihn tatsächlich nicht mehr. – Er: »Ich bin der W., der zum letzten Mal vor zwei Jahren bei Ihnen war, damals schwer magenkrank und abgemagert. Sie rieten mir damals zu wandern. Ich habe Ihren Rat befolgt. Ich wanderte zu Fuß durch die ganze Schweiz, durch ganz Frankreich, durch ganz Italien, durch den ganzen Balkan, durch Ungarn, Deutschland, Dänemark, Schweden, Norwegen und zurück, habe dabei immer von Früchten, Rohgemüsen, Nüssen, Vollkornbrot etc. gelebt, wie Sie mich lehrten. Nun sehen Sie das Resultat: ich bin ein völlig gesunder Mann mit kräftigen Verdauungsorganen.« – Der Mann war damals über 50 Jahre alt. Zwanzig Jahre später besteigen drei Herren aus Zürich den 2000 Meter hohen Speer. Während des Aufstieges überholte sie ein rasch steigender Mann mit weißen Haaren. Er trug ein Körbchen am Arme. Auf dem Gipfel finden sie ihn wieder. Er sitzt am Boden und isst aus seinem Körbchen Obst, Nüsse und Vollbrot. Bald erzählt er ihnen eine Geschichte, die Geschichte seiner schweren Krankheit vor 20 Jahren und seiner Heilung durch Wanderungskur. Einer der Herren war selbst auch magenleidend. Deshalb suchte er mich danach auf und erzählte mir dieses Erlebnis. Der Eindruck dieses Greises, der den Speer rascher als die jungen Männer bestieg, war groß.

Sie sehen: auch dieses Leiden wäre heilbar, deshalb auch verhütbar, doch nur unter der Bedingung einer völlig geänderten Lebensordnung.

6. Die Zahnkaries und ihre Folgen. Die Oralsepsis

»Steter Tropfen höhlt den Stein!«

Der Gesamtkomplex von Ungesundheit und Krankheit, der sich, wie ich eben schilderte, aus den Missernährungswirkungen auf den Darm über die Menschheit ergießt, gab dem denkenden Leser einen ersten Begriff von unheimlicher, im Dunkeln schleichender, langfristiger Korruption des Wunderwerkes und Kunstwerkes der Schöpfung, das der menschliche Organismus ist. Einen weiteren Begriff des Verderbens von ebensolcher heimtückischer, schleichender und tragischer Art kann man gewinnen, indem man sich in das Problem des Zahnverfalles vertieft.

Was glaubten wir? Was glaubt heute das von der Zahnseuche befallene Volk? Dass die Zahnfäule eine örtliche Mundkrankheit sei, die durch anklebende, säuernde Speisereste und Bakterien, also durch den Schmutz im Munde, verursacht werde, also von außen her entstehe, daher durch Zahnreinigung zu bekämpfen sei! Welch krasser Irrtum! Welche Oberflächlichkeit! Welche Torheit! Welche Unterschätzung einer lebenswichtigen Sache! Und endlich welche Gottverlassenheit und Barheit jeglicher Abwehr, jeglicher Hilfe!

Wenn heute etwas klar ist in der ganzen Medizin, so dies, dass die Zahnkaries nicht von außen, sondern von innen entsteht. Fehlerhaft zusammengesetzte, durch Verarbeitung und Hitze desorganisierte und denaturierte Nahrung, zu arm an Vitaminen und Mineralstoffen, zu reich an Eiweiß und Kohlehydraten, erzeugt ein verdorbenes Blut, das nun durch alle Adern in allen Geweben und Organen, auch im Zahnmark kreist. Kein einziger Teil des Körpers wird durch dieses Blut voll und ganz ernährt, alles leidet darunter, selbst die Knochen. Es ist das gleiche Blut, das auch die Darmträgheit mit allen ihren Folgen erzeugt, nur noch vom Darmherde aus vergiftet. In dem mit solchem Blut durchströmten Körper verschlechtert sich die Gesamtkonstitution, und der mit solchem Blute ernährte Zahn verliert seine Festigkeit, seine Resistenz, sodass nun Säuren und Bakterien ihn von außen angreifen können. Ernährt sich die erwartende Mutter gleich fehlerhaft, so werden schon die Zahnanlagen in der Frucht geschwächt. Wird das wachsende Kind fehlerhaft ernährt, so wachsen ihm widerstandsschwache Zähne im Munde.

Nach Amerika auswandernde italienische Landbevölkerung bringt gesunde Zähne mit. Bei amerikanischer Nahrung erkranken die in Amerika geborenen Kinder ebenso häufig an Zahnkaries wie die Amerikaner.

Eine furchtbare Wahrheit: Die Zahnkaries ist ein zuverlässiges Zeichen der Verschlechterung der Gesamtkonstitution! Und dabei sind 95 bis 100 Prozent der schulpflichtigen Jugend der Schweiz von der Zahnkaries befallen! In anderen zivilisierten Ländern steht es wenig besser.

Aber die Zahnkaries hat noch ganz andere Folgen als nur Zahnschmerzen. Sie führt in erster Linie zum allmählichen Verluste des Kauvermögens und der Kaulust. Dies wiederum beeinflusst in ungünstigem Sinne die Nahrungswahl. Man gibt den weichgekochten Speisen den Vorzug. Aber die weichgekochten Speisen sind in ihrem Wirkungsvermögen geschwächt. Man kaut so wenig wie möglich, damit wird die Einspeichelung der Bissen ungenügend. Man beginnt hastiger, ja immer hastiger zu essen, zu verschlingen. Man bedenke, was dies für den Magen, ja für den Verdauungsprozess in seiner Ganzheit bedeutet! Wenn der Mensch den

Sinn der Eingangspforte der Nahrung in seinen Leib vergisst und den Mund nicht mehr gebraucht, wie es der Schöpfer will, geht er einen gefahrvollen Weg.

Markus meint: »Wenn dich ein Glied ärgert, so reiße es aus.« Wir sträuben uns indessen, alle kranken Zähne ausreißen zu lassen. Mit einer bewunderungswürdigen Technik versuchen die Zahnärzte, kranke Zähne zu sanieren und zu erhalten. Wenn auch das Mark erkrankt ist, wird es abgetötet und herausgeholt. Der leere Innenraum aber wird mit Plombe ausgefüllt. Der Zahn ist nun tot; er wird nicht mehr ernährt. Gar oft aber gelingt es dabei nicht, alle Bakterien aus den Wurzeln zu entfernen, oder der tote Zahn zieht wie ein Magnet im Blute kreisende Bakterien an. Nun bildet sich um die Wurzelspitzen des toten Zahnes ein Infektionsherd, der sich allmählich in den Kieferknochen ausdehnt. Dieses Granulom oder Phlogom wächst, macht aber keine Schmerzen. Gifte werden produziert, gehen ins Blut über. Bakterien (Streptokokken) wandern vom Herd in die Lymphe und ins Blut. Die Mandeln beginnen zu eitern. Der Mundherd ist ins Leben getreten. Es kann Jahre gehen. Schließlich kommt die Fernwirkung dieses Herdes auf andere Organe des Körpers, die Fokalinfektion oder Oralsepsis. Es erkranken plötzlich in schwerer Weise die Augen, das Herz, die Gelenke (Rheuma), die Gallenblase, der Zwölffingerdarm, das Nierenbecken, die Haut, die Kiefer- und Stirnhöhlen, das Ohr, das Nervensystem und selbst das Gehirn; es erkranken die Arterien, sodass sich der Brand am Fuß einstellt und das Bein entfernt werden muss. Kurz, eine Krankheitshölle ohnegleichen geht los. Auch die chronische Sepsis, die Streptomykose als leicht fiebernde Dauerkrankheit kann entstehen. Und dabei hat der Kranke keine Ahnung von der Herkunft seines Leidens, von der Existenz des Mundherdes.

Ich sah eine große Zahl von Kranken mit sechs und acht solchen Infektionsherden an den Zahnwurzeln, die selbst nach langer Vorbehandlung von deren Dasein nichts wussten.

Die Summe dieser Folgen ist eine Summe grauenhaften Menschenschicksals. Eine Heilung ohne gründliche Entfernung dieser Herde ist ausgeschlossen. Aber auch dieser Eingriff genügt nicht. Hinter dem Mundherd steht der Darmherd, hinter dem Darmherd als schwerste Grundursache die Missernährung, aber auch die verschlechterte Konstitution und die Degeneration. Dieser Gesamtkomplex der Ursachen muss beseitigt werden. Nur so kann die Gesundheit zurückkehren, wenn es nicht zu spät ist.

Verhütung! Keine zahnärztliche Kunst und Gewissenhaftigkeit kann die Oralsepsis verhüten. Sie ist nur zu verhüten durch Verhütung der Zahnkaries. Aber diese Verhütung fordert eine gründliche Sanierung der Volksernährung! Noch einmal: »Wer wagt es, Rittersmann oder Knapp?«

Der Ursachenkomplex ist nun um ein drittes Glied erweitert worden. Der dreifache Komplex besteht aus: Missernährung, Darmherd und Mundherd.

7. Die Zahnbetterkrankung, Zahnlockerung, Zahntascheneiterung (Alveolarpyorrhoe und Paradentose)

Es handelt sich hier um eine Erkrankung des menschlichen Gebisses, die heute immer häufiger, oft schon im noch jugendlichen Alter auftritt und zum Kreuz der Zahnärzte geworden ist. Ihre Symptome sind: Zahnfleischentzündung, Zahnfleischschrumpfung, Zahntascheneiterung, Kieferknochenschwund um das Zahnbett, Lockerung und schließlich

Ausfallen der Zähne. Die Zahntascheneiterung wird von üblem Mundgeruch begleitet. Auch diese Krankheit kommt von innen, vom schlecht ernährten Blut; auch sie ist ein Zeichen einer konstitutionellen Erkrankung des Gesamtorganismus von anderem, aber noch ernsterem Charakter als bei der Zahnkaries. Es gibt Forscher von Rang, welche in der Paradentose ein Vorzeichen werdender Krebsdisposition sehen.

Örtliche Behandlung versagt. Die Eitertaschen wirken ebenfalls als Mundinfektionsherde wie die Granulome der toten Zähne, auch sie können zur Oralsepsis führen. Man findet die Paradentose sehr oft in der Gesellschaft von Krankheiten anderer Organe oder von ausgesprochenen Stoffwechselkrankheiten. Diesem letzteren Umstände verdanke ich die Einsicht in ihr Wesen. In vielen Fällen, da ich solche Krankheiten mit Heilernährung behandelte, kam es völlig unerwarteterweise zum Stillstand des paradentotischen Prozesses und zum Wiederfestwerden lockerer Zähne. Diesen Heilprozess durch die ungefeuerte Heilnahrung hat auch Professor *Gottlieb* in Wien beobachtet und die Wiedererhärtung des Kieferknochens durch neue Kalkeinlagerung mit Röntgenbildern nachgewiesen. Auch hier kann man ex juvantibus erkennen, dass die Paradentose eine Teilfolge einer konstitutionellen Ernährungskrankheit ist. Der japanische Forscher *A. Katase* konnte bei Tieren durch fehlerhafte Versuchsnahrungen sowohl die Zahnkaries, wie die Paradentose willkürlich hervorrufen.

Die enorme Verbreitung der Paradentose bei den zivilisierten Nationen ist ein weiterer Beweis ihrer derzeitigen Missernährung. Auch hier geht das Kauvermögen verloren, und es schließt sich daran der gleiche Fehlerkreis wie bei der

Karies. Auch die Paradentose beginnt bei scheinbar noch gesundem Körper, gehört daher mit ihren Anfängen noch in das Bereich der Dämmerungszone.

Verhütung? – Nur gründliche Korrektur der Volksernährung vermöchte diese konstitutionelle Krankheit und ihr Zeichen, die Paradentose, zu verhüten! – Heilung oder Stillstand des Prozesses aber kann nur erzielt werden, wenn gleichzeitig das Gleichgewicht im Gesamtorganismus durch Ordnungstherapie wiederhergestellt wird.

8. Schädigungen und Krankheiten der Blutkreislauforgane

Vom Herzen gehen die Schlagadern (Arterien) als Schlauchleitungen für das kreisende Blut zu allen Organen und Teilen des Körpers. Sie verzweigen sich auf ihrem Wege in immer feiner werdende Äste, bis sie schließlich in ein äußerst feinkalibriges Kanalisationsnetz im Innern der Organe und Gewebe, in das Haargefäß- oder Kapillarnetz, einmünden, nach dessen Durchströmung das Blut von den Wurzeln der Blutadern oder Venen aufgenommen und zum Herzen zurückgeleitet wird. Im Kapillarnetz nährt und reinigt das strömende Blut die Zellen der Gewebe und Organe. Das Kapillarnetz bildet 5 Milliarden haarnadelförmige, ½ mm lange Schlingen im Körper des erwachsenen Menschen. Denkt man sich alle diese Schlingen zu einem geraden Rohr aneinandergereiht, so erhält man ein Rohr von 2500 Kilometern Länge mit einerinneren Oberfläche von 80 Quadratmetern. Dies gibt einen Begriff von der Bedeutung dieser mikroskopisch kleinen Kanälchen. Die Wand der Kapillarschlinge wird von flachen Zellen gebildet, die durch eine Kittsubstanz dicht miteinander verbunden sind. Diese Zellwand überwacht im Normalzustande den Durchtritt von

Sauerstoff und Nährstoffen vom Blut zu den Gewebezellen und umgekehrt der Kohlensäure und der Abfallstoffe von den Gewebezellen zurück ins Blut. Es eignet ihr somit in diesem Normalzustande eine nach beiden Seiten wohlberechnete Durchlässigkeit.

Mit dem Mikroskop sieht man z.B. am Nagelfalz oder an der Lippenschleimhaut die Kapillarschlingen, sieht ihre Gestalt, ob sie von Blut durchflossen oder zusammengezogen, d.h. verschlossen sind. Es ist so möglich, durch die Kapillarmikroskopie krankhafte Veränderungen der Kapillaren zu erkennen.

Der gesunde Normalzustand des Kapillarnetzes bedeutet vollwertigen Gas- und Stoffaustausch zwischen Blut und Gewebe. Krankhafte Veränderungen der Kapillaren bedingen Austausch-Störungen und damit Gewebe- und Organschädigungen bzw. Erkrankung.

Der Zustand der Kapillaren ist nun abhängig: 1. von der Qualität und Zusammensetzung, von der Organisation und dem harmonischen oder disharmonischen Gleichgewicht der Nahrung, 2. von der Anwesenheit oder Abwesenheit von Bakteriengiften im kreisenden Blut, 3. ebenso von der Abwesenheit oder Anwesenheit anderer Gifte im Blut (Alkohol, Chloroform, Blei, Quecksilber usw.). Bei ungenügendem Vitamin-C-Gehalt verlieren die Kapillaren ihre Dichtigkeit, so dass Blutserum und schließlich Blut in die Gewebe aussickert. Schädigend wirkt auch ungenügender Vitamin-A-Gehalt. Tierisches Eiweiß, insbesondere Fleischeiweiß, wenn im Überschuss in der Nahrung, erzeugt mit der Zeit folgenschwere Veränderungen der Kapillarschlingen.

Bei einem Ernährungsversuch mit täglich 1500 g Fleisch in schmackhaft zubereiteter Abwechslung, 30 g Weißbrot und

Zitronenwasser, den Prof. *Gänssien* in Tübingen mit 2 Studenten anstellte, genügten 10 Tage, um die Kapillaren aufs schwerste zu schädigen. Unter Blutstauung erweiterten sich die kleinen Schläuche bis ein Teil von ihnen platzte, so dass Blut in die Gewebe austrat. Die Haut rötete sich zur »Metzgerhaut«; das Zahnfleisch schwoll skorbutartig an und fing an zu bluten. Es bedurfte einer lactovegetabilen Diät während mehr wie 1 Monat, um die Rückkehr in den früheren Zustand wieder zu erreichen. Was aber hier, bei exzessiver Fleischkost, in 10 Tagen schon angerichtet war, das kann unsere derzeitige Fleischernährung bei vielen Menschen in Jahren oder Jahrzehnten anrichten.

Dr. *Bienstock* in Mühlhausen i.E. erlebte am eigenen Leibe die Entwicklung einer sehr bekannten Blutgefäß-Krankheit während des Zeitraumes von 30 Jahren. Nierenstörungen, die sich langsam verschlimmerten, dann stetig steigender Blutdruck mit mancherlei Beschwerden, insbesondere auch Anfälle von Blindheit, Schwächezustand usw. Er ließ sich an verschiedenen Kliniken genau untersuchen, ohne dass man der Ursache auf die Spur kam. Noch wie er am äußersten war, hieß es: Sie müssen Fleisch essen, um gegen die Schwäche aufzukommen. – In letzter Verzweiflung und gegen ärztlichen Rat, entschloss er sich, jegliches tierische Eiweiß aus seiner Kost auszuschließen, und siehe da – vom Tage an begann seine Genesung. Der fast 70-jährige Arzt beschrieb daraufhin seine Erkrankung und sein Erlebnis in medizinischen Fachblättern, fügte analoge Beobachtungen an anderen Menschen mit gleicher Krankheit bei und schloss, dass die Ursache seiner Erkrankung das tierische Eiweiß war, das er von Kindheit an ahnungslos gegessen hatte. Er sagte: »Meine Krankheit war eine »allergische Tierprotein-Toxikose«; trifft diese Ursache nicht auch für so viele andere Bluthochdruckkranke zu?«

Verstärkt wird die Schädigung der Kapillaren durch Nahrungsfehler, wenn Darmgifte oder auch noch andere Gifte im Blut kreisen, wenn also der von mir geschilderte dreifache Ursachenkomplex auf die Blutgefäße wirkt.

An die Kapillarschädigung schließen sich in einem schleichenden Entwicklungsprozess mancherlei ernste Folgekrankheiten an. Das Nachlassen der Kapillardichtigkeit führt zum Austritt von Eiweißstoffen des Blutserums durch die Kapillarwand. Diese Eiweißstoffe drängen die Gewebezellen von der Kapillare ab, bilden eine Zwischenschicht zwischen den Zellen und den Kapillaren, wodurch der Gas- und Stoffaustausch erschwert wird. Dies führt zur Schwächung des Zellebens, zu verschlechterter Gewebs- und Organfunktion, dann zur Organentzündung und schließlich zur Degeneration. Der Wiener Internist Prof. Dr. *Eppinger* hat diesen Vorgang am eingehendsten erforscht. Er nennt ihn »Seröse Entzündung«. Die Gewebe erleiden dabei einen Verlust an Kalium und Phosphor, reichern sich aber an Natrium an, d.h. sie »transmineralisieren« sich, worüber ein Mitarbeiter von Eppinger, Dr. *Kaunitz,* berichtete.

Auf diesem Boden entsteht die Gelbsucht, entstehen Leber- und Nierenerkrankungen, Nesselfieber und noch viele andere Organkrankheiten.

Mit der Kapillarschädigung endet indessen das Wirken unseres Ursachenkomplexes auf die Kreislauforgane keineswegs. Mit der Zeit erkranken auch die Arterien, die Venen und das Herz. Es entstehen Bluthochdruckkrankheit, Arteriosklerose, Herzmuskeldegeneration, Angina pectoris, Krampfadern, Venenthrombosen, Wassersucht.

Nachdem ich schon seit Jahrzehnten bei allen diesen Krankheiten den ursächlichen Zusammenhang mit fehlerhafter Ernährung und die jede andere Medikation überragende Heilwirkung der pflanzlichen Rohnahrung erkannt und erlebt hatte, haben nun auch die genannten Wiener Internisten die oft fast zauberhafte Heilwirkung der Rohkost nachgewiesen. Auch Prof. *Bürger* (Bonn) konnte zeigen, dass pflanzliche Frischkost zur Erhaltung der Kapillardichtigkeit notwendig ist. Diese Heilnahrung hat ja nicht nur maximales Wirkungsvermögen, Vitamin- und Mineralreichtum bei harmonischem Gleichgewicht, sondern sie vermag, wie nichts anderes, auch die Fäulnisvorgänge im Darme zu bekämpfen, d.h. der intestinalen Toxaemie ein Ende zu bereiten. Wie die pflanzliche Rohkost beim Skorbut, dieser aus Vitamin-C-Mangel hervorgehenden Krankheit der Kapillaren, souverän heilend wirkt, daran sei hier nur erinnert.

Auf dem Sumpfboden der Missernährung und des Darmherdes, oft verstärkt durch den Mundherd, entwickelt sich, wie man sieht, der *Kapillarschaden,* der nun selbst wieder zu einer Krankheitsursache besonderer Art wird und in der Gestalt einer Vielzahl schwerer Organ- und Gewebeerkrankungen am Werden unermesslichen Unheils beteiligt ist.

Wir sehen hier, wie der Ursachenkomplex sich mehr und mehr kompliziert. Zu dem an sich schon recht komplexen Nährschaden hinzu kommen die septischen Gifte der Darmbakterien und der Mundstreptokokken, kommen gelegentlich hinzu Bakteriengifte akuter Infektionskrankheiten (Scharlach, Grippe, Typhus usw.) und unorganische oder organische Gifte wie Nikotin, Xanthinbasen, Alkaloide, Metalle. In individuell verschiedener Kombination bewirken sie in gemeinsamer Aktion den Kapillarschaden, die Vorbedingung so vieler bekannter und verbreiteter Krankheiten.

Auch hier wäre ursächliche Therapie, wäre ursächliche Verhütung möglich, doch wiederum nur unter der Bedingung einer eingreifenden Wandlung der Ernährungs- und Lebensgewohnheiten des Kranken, der Genesung sucht, des Volkes, das vor Krankheit behütet sein will.

9. Blutkrankheiten

Der Physiologe *v. Bunge* hatte schon nachgewiesen, dass Anämie (Blutarmut) durch Eisenmangel in der Nahrung erzeugt wird. So führt eine Nahrung, in der Milch und Weißbrot die Hauptrolle spielen, mit Sicherheit zur Anämie, sagte er. Die Blutbildung und der Blutersatz erfordern aber nicht nur Eisen, sondern insbesondere noch eine Spur Kupfer, den antianämischen Faktor aus dem Vitamin-B-Komplex und selbstverständlich, wie jedes Wachstum, alle Hauptnährstoffe, Mineralstoffe und Vitamine im harmonischen Gleichgewicht. Sie fordert aber auch volle Leistungsfähigkeit der blutbildenden Organe (Knochenmark) und der Magenschleimhaut, in welcher ein zur Blutbildung nötiges Hormon gebildet werden muss.

Da eine Nahrung, welche diese Vorbedingungen nicht erfüllt, wie schon ausgeführt wurde, Fäulnis im Darm und daher intestinale Toxaemie zur Folge hat und auch die Ursache der Zahnkaries und damit der Oralsepsis ist, so gesellt sich zum Nährschaden noch die Wirkung der Fäulnis- und Sepsisgifte hinzu, welche blutzerstörend wirken und daher ebenfalls Blutarmut verursachen. Kommt nun noch wegen der begleitenden Ernährungskrankheiten die heute noch übliche Arzneibehandlung hinzu, so entstehen weitere Schädigungen des Blutes und der blutbildenden Organe. Unter diesen Arzneien sind solche, welche, oft erst in später Nachwirkung, die Entstehung von Blutkrankheiten im kranken Körper fördern.

An die Grundursache, die nach verschiedenen Richtungen hin ungeordnete Ernährung, reiht sich, wie wir sehen, eine Kette von sekundären Ursachen: Bakteriengifte, Folgen von Organschädigungen, Arzneiwirkungen, die stets im Zusammenhang mit der ersteren stehen und stets auch den Gesamtorganismus treffen. Oft kommen noch Effekte der Übertretung anderer Ordnungsgesetze des Lebens hinzu, wie das Einatmen schlechter Luft, Nachtleben, gestörtes Seelenleben. Es entsteht so ein äußerst komplizierter, individuell verschiedener Ursachenkomplex der Blutkrankheiten. Abgesehen von jener besonderen Art der letzteren, die durch das Einatmen von Gasen oder chemischen Dämpfen, z.B. durch Kohlenoxyd oder durch Benzoldämpfe, entsteht, entwickeln sich nun, oft nach langer Dämmerungszone, aus diesem Ursachenkomplex die verschiedenartigsten Blutkrankheiten.

Bevor ich aber mit der Aufzählung dieser Krankheiten beginne, sei gleich zugegeben, dass die medizinische Wissenschaft einwenden wird, dass man ja die Verursachung einiger der schwersten dieser Krankheiten noch gar nicht erkennen konnte, dass ich mich einer unbewiesenen Behauptung schuldig mache, wenn ich dieselben aus dem genannten Ursachenkomplex ableite. Ich kann darauf antworten, dass die Forschung der letzten Jahrzehnte der Medizin nachwies, dass sie die Verursachung aller jener vielen schweren Krankheiten nicht kannte, welche durch Unordnungen in der Ernährung und in der Lebensführung entstehen, dass, wie *McCollum* sagt, »die Geschichte der Beri-Beri ein Beispiel liefert für die Unfähigkeit der Pathologen und Epidemiologen, das Problem der Aetiologie einer derartigen Krankheit zu lösen« – und die Beri-Beri ist eine weit weniger komplizierte Krankheit als die Blutkrankheiten. Ich kann weiter darauf antworten, dass ich selbst bei den schwersten Blutkrankheiten, die leider gar oft zu spät in meine diätetische Behandlung kamen, ausnahmslos einen heilsamen Einfluss der Ernährungs- und Lebensordnung, verbunden mit Beseitigung der Darm- und Mundherde, beobachten durfte. Wenn die Autoren selbst bei einer der schwersten Blutkrankheiten – der Vaquezschen Krankheit – angeben, dass »die lactovegetabile Diät« günstig wirke, so frage ich: Was heißt »lactovegetabile Diät?« Jedenfalls noch lange nicht »Heilnahrung« vom höchsten Wirkungsvermögen und völlige Lebensordnung und Beseitigung der Infektionsherde, und ich bitte sie, bei diesen Krankheiten nächstens – experimenti causa – diese Ordnungstherapie anzuwenden. Wenn aus der dabei beobachteten Wirkung – ex juvanribus – überhaupt ein Schluss gezogen werden darf, so lautet er: Der von mir angegebene Ursachenkomplex ist bei der Entstehung aller dieser Krankheiten des Blutes beteiligt.

Für die Ungesundheit des Blutes gilt in vollem Maße, dass die diagnostizierbaren Blutkrankheiten nur ein Teil der Ungesundheit sind, ja dass das Nichtdiagnostizierbare wichtiger ist als das Diagnostizierbare.

Die Zusammensetzung des Blutes ist eine außerordentlich komplizierte. In einer eiweißhaltigen Grundflüssigkeit, dem Blutserum, schwimmen pro Kubikmillimeter rund 4 500 000 rote Blutkörperchen, Zellen, die durch den Gehalt an Blutfarbstoff (Hämoglobin) ausgezeichnet sind; rund 6000 weiße Blutkörperchen, ebenfalls lebende Zellen, die in die Gewebe auswandern und gegen Feinde kämpfen können, und endlich die viel kleineren Gebilde der Blutplättchen, mit deren Dasein die Gerinnungsfähigkeit des Blutes zusammenhängt. Die roten Blutkörperchen tragen die Blutgase, entweder Sauerstoff oder Kohlensäure. Aber das Blut enthält ja alles, was die Nahrung zuführt: Wasser, Nährstoffe, Mineralstoffe, Vitamine, Alkohol, Coffein, Tein, Theobromin usw.; dann enthält es die Abfallstoffe des Zelllebens, so auch die harnfähigen Stoffe, die von ihm zu den Ausscheidungsorganen getragen werden; es enthält ferner die Produkte der hormonbildenden Organe, welche recht verschiedenartig und zahlreich sind; bei Menschen mit Infektionsherden im Darm, im Munde, oder mit Infektionskrankheiten enthält es auch die Bakteriengifte, evtl. auch Bakterien.

Durch einen fortwährenden Austausch von Stoffen, der sich zwischen dem Blut, dem Darm, den Lungen, den Nieren, den Drüsen, den Geweben, den Reservoirs vollzieht, durch erstaunliche Regulatoren, durch Neubildung und Mauserung werden die messbaren Eigenschaften des Blutes mit großer Zähigkeit verteidigt und erhalten. Solche Eigenschaften sind die Zähflüssigkeit (Viskosität), die durchschnittlich viereinhalb mal zäher ist als diejenige des Wassers, der osmotische Druck, der Hämoglobingehalt, der Färbeindex, die Alkalireserve, die Wasserstoffionen-Konzentration, die Gerinnfähigkeit und die Senkungsgeschwindigkeit.

Für diese immer wieder gestörte, aber immer wieder hergestellte Zusammensetzung und qualitative Beschaffenheit des Blutes, dieses lebendigen, flüssigen Körpergewebes, gibt es ein optimales Gleichgewicht, eine organisierte Ordnung, also einen Zustand vollkommener Gesundheit, gibt es aber auch unzählige Möglichkeiten gestörten Gleichgewichts, gestörter Ordnung, von denen wir nur relativ späte und grobe Stufen zu erkennen vermögen. Aber auch die noch nicht erkennbaren Unordnungen sind schon Ungesundheiten des Blutes und zugleich, wegen der Wechselbeziehungen zu den Geweben, auch Ungesundheiten der Gewebe, also Gleichgewichtsstörungen des ganzen Systems.

Die Annahme drängt sich auf, dass jeder Gleichgewichtsfehler der Nahrung, jedes Zuwenig oder Zuviel an Mineralstoffen, Vitaminen, Eiweißstoffen, Zuckerstoffen, Fettstoffen, sich auch in einer, wenn auch vorübergehenden, Gleichgewichtsstörung des Blutes geltend machen muss. Doch erst wenn relativ hohe Schwellen überschritten sind, werden die Blut-Ungesundheiten fassbar, sei es durch die chemische Analyse oder im mikroskopischen Blutbilde. Die unterschwelligen Blut-Ungesundheiten können jahrelang bestehen, bevor die Folgekrankheiten auftreten. Bevor die Beri-Beri auftritt, war das Blut schon lange arm an Vitamin B; bevor sich der Kropf bildet, bestand im Blut schon lange Jod-Armut; bevor die afrikanischen Rinder Aas fraßen und sich dabei tödlich infizierten, mangelte ihrem Blute schon lange der Phosphor; bevor die Zahnkaries beginnt, mangelt es dem Blute schon lange an den Notwendigkeiten des Zahnaufbaues.

Mangelt es dem Boden, auf dem unsere und unserer Nahrungstiere pflanzliche Nahrung wächst, an der gesunden Ordnung seiner Zusammensetzung mit Mineralstoffen, mangelt es in düsteren Jahren am Sonnenschein, so ist wohl unsere pflanzliche, wie auch unsere tierische Nahrung entsprechend im Gleichgewicht gestört, und dann gilt das Wort: wie der Boden, so die Nahrung, so auch das Blut! Und diese Nahrung verarbeiten wir noch in ahnungsloser Unwissenheit zu Speisen und machen ihre Unordnung dabei noch viel schlimmer. Solcher Ernährung des Blutes aber folgt die Wechselwirkung zwischen Blut und Gewebe und, wenn der Dämmerungstermin abgelaufen ist, die diagnostizierbare Krankheit des Körpers, *und erst jetzt kommt die Zeit, wo die Untersuchung oft auch eine Blutkrankheit feststellen kann.*

Bei dem ganzen Heer von internen und konstitutionellen Organ- und Körperkrankheiten, welche aus Ernährungsunordnung hervorgehen, geht die Wirkung der Ursachenkomplexe über das Blut zu den Geweben und Organen des Körpers, und der Anfang der Erkrankung ist stets eine tagtägliche, sich immer wiederholende Gleichgewichtsstörung in der Zusammensetzung des Blutes, eine »Blutkrankheit«, die sich nicht fassen und nachweisen lässt, weil sie durch regulatorische Mehrarbeit der Blutreinigungs- und Blutbildungsorgane lange Zeit wieder und wieder ausgeglichen wird. Da aber die Gewebe und Organe bei dieser Mehrarbeit und mangelhaften Ernährung Not leiden und entkräftet werden, kommt es schließlich zum Versagen der Regulation und jetzt wird auch die Blutkrankheit diagnostizierbar.

Trifft die Reizung oder Schwächung vorzugsweise die blutkörperchenbildenden Organe, so wird die Erkrankung an ihren Produkten, sei es an den roten oder weißen Blutkörperchen sichtbar, trifft sie vorzugsweise die Regulatoren des Stoffwechsels (Hormondrüsen, Bauchspeicheldrüse, Leber usw.), so verarmt das Blut oder wird überladen mit Nährfaktoren (Hypoglykämie, Hyperglykämie, Hypochlorämie, Hypocalcämie sowie Hypercholesterinämie); trifft sie vorzugsweise die Blutreinigungs- und Ausscheidungsorgane, so wird das Blut durch Schlacken (Harnstoff, Harnsäure usw.) vergiftet und andere Blutvergiftungszustände oder Toxikosen entstehen auch durch Bakteriengifte, z. B. aus den Darm- und Mundherden, und durch die Zufuhr von Giften von außen (Alkohol, Morphium, Kokain, Brom und viele andere Medikamente).

Eisen- und Kupfermangel in der Nahrung, Toxikosen durch Bakterien- und andere Gifte und Schädigung der blutbildenden Organe führen, auch ohne Blutverluste nach außen, zur *Blutarmut* bis zu den höchsten Graden der *perniziösen Anämie.* Giftreize verschiedenster Art vereint mit der durch hitzeveränderte und fabrizierte Nahrung hervorgerufenen Verdauungs-Leukozytose (Kouchakoff) erzeugen die *Weißblutkrankheit,* die Leukämie, wobei die Zahl der weißen Blutkörperchen im Blute um das Vielfache sich vermehrt. Die besprochene »seröse Entzündung« mit Eindickung des Blutes infolge der Durchlässigkeit der Kapillaren und besondere Reizzustände der blutbildenden Organe infolge noch zu wenig bekannter Einflüsse führen zu einem krankhaft erhöhten Gehalt des Blutes an roten Blutkörperchen, genannt *Polyzythämie.*

Das Normalblut besitzt stets einen kleinen Basenüberschuss, reagiert deshalb basisch, alkalisch. Seine Alkalinität kommt in der Wasserstoffionenkonzentration zum Ausdruck, die als sogenanntes pH gemessen wird. Das pH des Normalblutes hält sich innerhalb der engen Grenzen von 7,35 bis 7,45. Ein Blut, dessen pH kleiner ist als 7,35 enthält zu viel Säuren; es besteht in ihm eine Säureflut oder *Azidose.* Umgekehrt, wenn das pH über 7,45 steigt, besteht eine Basen- oder Alkaliflut oder Alkalose. Beide Zustände sind krankhaft. Die Azidose ist bei Weitem häufiger als die Alkalose. Nach jeder Mahlzeit, deren Gleichgewicht durch überschüssige Mengen von Eiweiß, Kohlehydraten oder Fetten gestört ist, tritt nach 1–2 Stunden im Blute eine Azidose auf, die einige Stunden andauert, dann durch die Wechselwirkung mit den Geweben ausgeglichen wird. Schwere im Leib und Trägheit im Geiste begleiten diese Azidose, bei der stets das ganze Körpersystem Schaden erleidet. Bei gewissen Krankheiten, z.B. bei Diabetes, kann die Azidose andauern und so hohe Grade erreichen, dass Bewusstlosigkeit (Coma) und Tod eintritt. Während der Zeit, da im Blute Azidose herrscht, mindert sich die Sauerstoffverbrennung in den Körpergeweben, wobei schädliche Produkte unvollständiger Verbrennung entstehen können. Wahrscheinlich ist solches Ursache der Oxalsäurebildung (COOH statt CO_2) und damit der Bildung von Oxalsäuren Nierensteinen. Um die Azidose des Blutes zu neutralisieren, entzieht das Blut den Geweben Basen (Alkalien), wo immer es solche findet. Es findet sie namentlich im Kalke des Basenreservoirs des Körpers, im Knochensystem und in den Zähnen. Durch den Kalkverlust verlieren die Zähne ihre Resistenz und fallen der Karies zum Opfer, im Knochensystem aber kommt es zu einer lange Zeit verborgenbleibenden Entartung, zu der *Osteopathia alimentaria (Katase),* die schließlich zu Folgekrankheiten führt.

Die Entstehung der Alkalose zu ergründen, ist der Forschung bis heute noch nicht gelungen. Umso mehr sind irreführende Vermutungen gemacht worden. Wie die Azidose durch Überschüsse von säurebildender Nahrung, so sollte die Alkalose durch Überschüsse von basenbildender Nahrung entstehen. Es ist jedoch noch nie gelungen, experimentell durch solche Versuchsnahrung Alkalose zu erzeugen. Als es sich ergab, dass die Krebskrankheit von Alkalose begleitet ist, verdächtigte man sofort basenreiche Nahrung als Krebsursache. Warnungen vor Obst und Gemüse wurden öffentlich verbreitet, denn diese Nahrungsmittel seien basenüberschüssig, daher Krebsursache. Niemals ist eine gedankenlosere Behauptung als Ergebnis »wissenschaftlicher« Forschung ausgestreut worden. Nur ein bescheidenes Maß von gesundem Menschenverstand und ein wenig Nachdenken hätte sofort ergeben, dass basenüberschüssige Nahrungsmittel, namentlich frisches Obst und Gemüse, in der lebenslangen Kost der Krebskranken eine kleine Rolle spielen, dagegen die säureüberschüssigen Nahrungsmittel, wie Fleisch, Eier, Käse, Getreide und Fette, eine alles überragende. Da meine Heilnahrung nicht nur höchstes Wirkungsvermögen und harmonisches Gleichgewicht besitzt, sondern auch basenüberschüssig ist, hatte ich oft Gelegenheit, ihre Wirkung auf alkalotische Kranke durch mein Laboratorium prüfen zu lassen. Das Ergebnis dieser Prüfung ist, dass meine basenüberschüssige Heilkost nicht nur die Azidose, sondern auch die Alkalose heilt.

Da wir also nichts Sicheres über die Entstehung der Alkalose wissen und daher auf Vermutungen angewiesen sind, will auch ich eine Vermutung wagen. Ich will mich dabei auf meine vieljährigen Beobachtungen stützen, deren Gegenstand die lebenslange Ernährung meiner Kranken, auch der an Alkalose leidenden, und ihr Zusammenhang mit der entstandenen Krankheit war. Diese alkalotischen Kranken hatten sich stets mit säureüberschüssiger, also azidotischer Nahrung ernährt. Ihr Körper hatte Tag für Tag gegen nachmahlzeitliche Azidosen gekämpft, wobei sich die Arbeit der Gewebe veränderte. Diese Körpergewebe wurden zwar in anderer Hinsicht ernstlich geschädigt, aber sie wurden Virtuosen in der Bekämpfung der Azidose durch Erzeugung anormaler Alkalität, so sehr, dass eines schönen Tages ihr alkalotisches Vermögen das azidotische Vermögen der Nahrung überholte. Da schlug die Azidose des Blutes definitiv in die Alkalose um. Die Alkalose wäre, so verstanden, eine Spätfolge der Azidose! Dies würde auch erklären, weshalb sie sich mit der Krebskrankheit paart, denn dort ist der Zellenstaat durch Missernährung so weitgehend in Unordnung geraten, dass überreizte Zellregionen der Regierung den Gehorsam verweigern, revolutionieren und auf eigene Faust zu wuchern beginnen. Es wäre aber auch zu erklären, weshalb eine basenüberschüssige Heilnahrung, die im Körper die Wiederherstellung der Ordnung ermöglicht, eine bestehende Alkalose zu heilen vermag.

Aus der Wechselwirkung zwischen den Geweben und den sich täglich wiederholenden, an- und abschwellenden Zusammensetzungsfehlern, den »Ungesundheiten« des Blutes geht schließlich alle Krankheit der Gewebe und Organe hervor. Es kommt hierbei nur auf die Stärke, den Schwellenwert dieser Ungesundheiten, und auf die Ansprechbarkeit der Organe an. Nachweisen aber lassen sich nur die allerletzten, die massivsten Grade, fast möchte ich sagen, nur die Endstadien der Blutkrankheiten. Alles Übrige, die Hauptsache, lässt sich nur durch wohlbegründete Überlegungen erdenken, trotz Mikroskop und chemischer Blutuntersuchung. Nur eines Fortschrittes möchte ich hier gedenken. Wir verdanken ihn der Kolloidchemie und insbesondere den Forschungen des englischen Arztes Dr. *J. E. R. McDonagh*, F.R.C.S.

Ein Blick in dieses Mikroskop zeigt mir auf dunklem Grunde einen Sternenhimmel mit vielen gleichgroßen, in gleichen Abständen voneinander verteilten, leuchtenden Sternchen. Ich höre, dass zwischen den Glasplättchen des Objektes sich eine dünnste Schicht Serum (Blutflussigkeit ohne Blutkörperchen) aus gesundem Blute befindet. Die Blutflüssigkeit ist also nicht eine einfache wässrige Lösung. Sie ist durchsetzt mit jenen gleichmäßig verteilten Kügelchen. Ähnlich würde eine ganz dünne Leimlösung unter dem Mikroskop aussehen. Leimartige Lösung – das nennt die Chemie kolloide Lösung. Die Stoffe aber, welche sich so in kleinste Teilchen im Lösungsmittel schwebend verteilen lassen, ohne mit demselben zu verschmelzen, nennt man Kolloide, d.h. leimige Stoffe. Aus Kolloiden bestehen die lebenden Zellen, besteht jedes Lebewesen, auch unser Körper, besteht auch unsere Nahrung.

Die Kolloide sowohl, wie auch die kolloidalen Lösungen

haben ihre besonderen Gesetze, Eigenschaften und Wirkungen. Jene ultramikroskopisch kleinen Sternchen, die im Mikroskop aufleuchteten, haben als Kolloidteilchen oder Micellen eine erstaunliche Organisation. *McDonagh* hat diese Organisation sowohl bei gesunden, wie auch bei kranken Zuständen des Körpers erforscht. In der Übersicht ihrer sämtlichen Eigenschaften und ihres Wirkens kam er zu der Auffassung, dass diese kleinen Kügelchen einen Aufbau besitzen, der dem Bau eines Sonnensystems gleicht. Um einen Kern von Eiweiß schichten sich Fettstoffe, Zuckerstoffe, Mineralstoffe und Elektronen. Die Letzteren geben dem Teilchen eine negative elektrische Ladung. Dem Normalzustande entspricht eine bestimmte Größe und auch eine bestimmte Oberfläche. Das Verhältnis von Größe zu Oberfläche und die elektrische Ladung bedingen zusammen das Wirken des Teilchens auf seine Umgebung, und die Summe aller Oberflächen und Ladungen sämtlicher Kolloidteilchen im Gesamtserum repräsentiert unter Gesundheitsbedingungen ein mächtiges Wirkungsfeld für den Vollzug des Lebensgeschehens. Zwischen dem Kolloidteilchen und seinem Lösungsmittel, dem Serumwasser, findet ein fortwährender Austausch von Stoffen und Elektronen (Einheiten elektrischer Energie) statt. Die Nahrung bringt neue Ladungen, die im Kreislauf des Blutes an die Gewebezellen abgegeben werden. Da die Zellen ebenfalls aus organisierten Kolloidteilchen bestehen, hängt ihr kolloider Normal- oder Gesundheitszustand ebenfalls vom Normalzustand der Kolloidteilchen des Serums ab. Dieser Normalzustand entspricht einem *kolloidalen Gleichgewicht,* das sich durch die ganze Körpermasse erstreckt, wenn Gesundheit besteht. Kolloidales Gleichgewicht des Blutserums ist dann gegeben, wenn seine Kolloidteilchen die richtige Organisation, Größe, elektrische Ladung und Oberfläche besitzen und in der richtigen Zahl vorhanden sind. Der Blick auf das Serum im Dunkelfeld des Ultramikroskops gibt darüber Auskunft.

Mit dem Verlust an Gesundheit, mit dem Auftreten von Krankheit ändert sich das Serumbild, anzeigend, dass das kolloidale Gleichgewicht nicht nur im Serum, sondern im Gesamtorganismus gestört ist. Im einen Fall sieht man, dass die Teilchen durch Wasseraufnahme gequollen und vergrößert sind; ihre relative Oberfläche hat sich deshalb verkleinert, desgleichen ihre elektrische Ladung. Ihre Zahl hat sich gleichzeitig vermindert, als ob eine Anzahl derselben sich im Wasser aufgelöst hätte. In einem zweiten Fall hat sich ihre Zahl stark vermehrt, aber sie sind kleiner geworden, als ob die Normalteilchen in Splitter zerfallen wären. In einem dritten Fall bilden Gruppen von ihnen Klumpen, indem sich die Teilchen zusammenballen. Diese und weitere Veränderungen des Bildes berichten vom Verluste an elektrischer Ladung und Gesamtwirkungsvermögen des kolloiden Systems. *McDonaghs* Forschungen zeigen nun, dass dieses Wirkungsvermögen bzw. das kolloidale Gleichgewicht und seine Störungen unter dem Einfluss der Nahrung, der Darmgifte, der Bakterien und mancher Chemikalien steht, und dass die mannigfaltigsten Krankheitsformen und krankhaften Gewebeschäden, kurz die ganze Pathologie, aus dem Mutterschoße des gestörten kolloidalen Gleichgewichts herauswachsen. Es führt dies zu dem Schlusse, dass die endlose Reihe von Krankheiten, welche die Diagnostik unterscheidet, einen gemeinsamen Nenner hat, oder mit anderen Worten, dass es nur eine Krankheit gibt: das gestörte kolloidale Gleichgewicht.

Diese Forschungen geben einen weiteren und zwar einen völlig neuen Einblick in die Ungesundheiten des Blutes und deren zentrale Wichtigkeit. Ein Blick ins Mikroskop sagt dem Arzt, ob und in welchem Grade das kolloidale Gleichgewicht im Blutserum Schaden gelitten hat, und zwar offenbart das Mikroskop diesen Sachverhalt auch dann, wenn noch keine anderen Blutveränderungen nachzuweisen sind. *McDonagh* lehrt, dass die Kampfkraft des Organismus gegen Infektionskeime in der Stärke des kolloidalen Wirkungsvermögens gegeben ist, dass der Kampf zwischen den kolloiden Teilchen des menschlichen und des Bakterien-Körpers stattfindet, und dass dabei das stärkere Wirkungsvermögen siegt. Nach dem Ergebnis seiner Forschungen geht der zerstörende Angriff auf das kolloidale Gleichgewicht des Blutes und damit des Gesamtorganismus aus von fehlerhafter Ernährung, von den Bakterien und Giften des Darmherdes und von Infektionen anderer Art.

10. Infektionskrankheiten

Jede Infektion führt zu einem Kampfe zwischen den eingedrungenen Bakterien und dem menschlichen Organismus. Also entsteht jedesmal die Frage: Wer ist stärker? Für solche Entscheidungskämpfe sind die Abwehr- und Kampfkräfte des Menschenkörpers mindestens ebenso wichtig wie die Angriffskräfte der Bakterien. Bei vollkommener Lebensordnung, insbesondere bei geordneter Ernährung, sind die Ersteren optimal; mit dem Maße der Unordnungen nehmen sie umgekehrt proportional ab. Jede Schwächung des durch die Nahrung zugeführten Energiegefälles, jeder Mangel an Nahrungsgleichgewicht (Vitamin-, Mineral-Defizit, Eiweiß-, Fett- oder Kohlehydrat-Überschuss usw.), jede Art von Intoxikation, jeder Mangel an Schlackenreinigung, jede Schädigung der Kapillaren, jede Schwächung der Gewebe und Organe durch Azidose und Verlust des kolloidalen Gleichgewichts fällt beim Eintritt einer Infektion als Minusfaktor in die Waagschale. Der gesunde Körper besitzt wunderbare Mittel, um das Bakterium unschädlich zu machen. Er kann, was keine Arztkunst kann: den Bazillus in seinem Innern vernichten. Der ungesunde Körper, im Reiche der Unordnungen lebend, gerät in schwere Kämpfe, denen er gar oft erliegt. Deshalb muss bei jeder Infektionskrankheit in erster Linie das Maß der Unordnungen festgestellt werden, da ja dieses den Zustand des Kampffeldes, des »Terrains«, bedingt. Man muss des Wortes gedenken, dass das Terrain für den Verlauf der Krankheit wichtiger ist als das Bakterium. Heilung oder Verhütung, beides verlangt Rückkehr ins Reich der Ordnungen. Doch wie wenig wird diese biologische Wahrheit beachtet, und welche Mauer von Unverstand, Vorurteilen und Aberglauben stellt sich ihrer Beachtung entgegen! Man denke hier an die Tuberkulose, an die Grippe, an die Sepsis.

11. Krankheiten infolge gestörter Harmonie und Erkrankung der Einsonderungsdrüsen

Wachstum und Lebenstrieb stellen fortwährend unvorstellbar wechselnde und komplizierte Anforderungen an die Zell- und Organleistungen und an die abgestimmte Zusammenarbeit aller Teile im ganzen System. Dieses ganze Geschehen bedarf besonderer Anreize und Hemmungen, bedarf der Ausgleiche, bedarf der Regulatoren. Im menschlichen Körper erfüllt eine Mehrzahl von eigenartigen Drüsen diese Aufgabe, Drüsen, welche ihre stofflichen Produkte direkt ins kreisende Blut absondern und zwar jede Drüse einen oder mehrere Stoffe mit besonderer Bestimmung. Weil solche Stoffe auf ausgewählte Körperteile Reize ausüben, wodurch Geschehnisse entweder angeregt oder gehemmt werden, nennt man sie Reizstoffe oder Hormone. Zwei solcher Drüsen liegen im Innern des Kopfes, am Boden des Gehirns: die Hirnanhangdrüse (Hypophyse) und die Zirbeldrüse (Epiphyse); zwei andere liegen am Hals: die Schilddrüse (Thyreoidea) und die Nebenschilddrüse; jeder Niere sitzt, wie eine Kappe, die Nebenniere (Suprarenalis) auf; auch die männlichen und weiblichen Keimdrüsenpaare beliefern das Blut mit Hormonen. Überdies weiß man auch von Hormonen der Bauchspeicheldrüse, der Magen- und Zwölffingerdarmschleimhaut, des Herzens und der Haut. Zwischen all diesen Einsonderungsorganen bestehen Wechselbeziehungen; kurz gesagt, damit Gesundheit entsteht und erhalten wird, müssen sie alle in wohlgeordneter Harmonie zusammenarbeiten. Ist auch nur eine zu schwach, so gibt es Unordnung, sei es im Wachstum oder im Betrieb; desgleichen wenn auch nur eine zu stark arbeitet. Die Medizin kennt eine recht erhebliche Zahl von Krankheitsformen, welche durch die Disharmonie des Zusammenspiels oder durch Erkrankung der einen oder anderen Drüse entstehen. Hierher gehören Zwergwuchs, Riesenwuchs, Kropf, Kretinismus, Myxoedem, Basedowsche Krankheit, Addisonsche Krankheit, gewisse Formen der Fettsucht, die Magersucht oder Simmondsche Krankheit, Unfruchtbarkeit, Infantilismus und ganz selbstverständlich eine noch viel größere Zahl von Dämmerungszuständen, bei denen die Drüsen-Ungesundheit noch nicht als diagnostizierbare Krankheit zu fassen ist.

Die Frage, welche Ursachen in dieses wunderbare Regulationssystem die Unordnung bringen, war außerordentlich schwer zu lösen. Doch haben sich immer deutlicher entscheidende Beziehungen zur Nahrung erkennen lassen, so zwischen Schilddrüse und Jodzufuhr in der Nahrung, zwischen Schilddrüse und Fäkalstoffen im Blute *(McCarrison)*, zwischen den Drüsen und dem Vitamingehalt, der Energieorganisation und dem Gleichgewichtszustand der Nahrung. Nachdem ich durch viele Jahre hindurch bei den verschiedenartigsten Drüsenschäden und -krankheiten erstaunliche Heilwirkungen der bestorganisierten Nahrung beobachtet hatte, drängte sich die Einsicht gebieterisch auf, dass die Grundursache dieses großen Gebietes der Ungesundheit ebenfalls in Ernährungsfehlern und den daraus folgenden sekundären Krankheitsursachen gelegen ist.

Sehr eindrucksvoll war diesbezüglich das Ergebnis einer offiziellen Kropfenquete bei den Stellungspflichtigen Mannschaften der Jahre 1924/25 in der Schweiz. Das Resultat war ein auffallender Unterschied in der Häufigkeit sowohl der weichen, wie ganz besonders der knotigen Kropfbildung zwischen den Jungmannschaften der romanisch- oder deutschsprechenden Landesteile. Die deutschsprechende Jungmannschaft war in weit höherem Maße von beiden Kropfarten befallen als die romanischsprechende. Der Berichterstatter, Dr. *Otto Stiner* vom Eidg. Gesundheitsamt, fand als einzige Erklärung dieses Unterschiedes die verschiedene Art der Kochgewohnheiten: bei den deutschsprechenden das Weggießen des Gemüsekochwassers, bei den romanischsprechenden den Eingerichtkochtopf, der die Mineralstoffe, insbesondere die Jodsalze der Gemüse, der Nahrung erhält.

Es ist notwendig, mit Nachdruck auf den ursächlichen Zusammenhang dieser so verbreiteten und so unheilvollen Drüsen-Ungesundheit mit der Ernährung hinzuweisen, da er heute noch in der Regel nicht beachtet wird. Die Nichtbeachtung hat zur Folge, dass die Drüsenstörung als primäre Ursache aufgefasst wird. Man korrigiert dann die Ernährungsfehler nicht, sondern versucht, gar oft mit ungünstigem Resultat, nur mit Drüsenpräparaten zu helfen. Auch hier erweisen sich die Ernährungsgewohnheiten der Menschen als ein Noli me tangere. Nimmt man aber die Ergebnisse der wissenschaftlichen Forschung und die Heilmittel ernst, wie dürfte man da vor diesem »Rührmichnichtan« zurückschrecken?

Indem die Ernährungs- und Lebensunordnung die harmonische Regulierarbeit des Einsonderungsdrüsensystems verdirbt und zwar mit langfristiger Wirkung über Generationen hin, schafft sie wiederum eine sekundäre Krankheitsursache, die auch schon angeboren da sein kann. Der Ursachenkomplex erweitert sich: nach- und nebeneinander bemühen sich um die Vernichtung der Gesundheit der zivilisierten Menschheit: Lebensunordnung, Missernährung, Darmherd, Mundherd, Kapillarschaden, Blutschaden mit kolloidalem Desequilibrium und Disharmonie des Drüsensystems.

12. Stoffwechselkrankheiten

Dass die bekannten Stoffwechselkrankheiten Fettsucht, Gicht und Zuckerkrankheit sich auf dem Boden der Unordnung, sowohl in der Ernährung, wie auch in der Lebensweise, entwickeln, ist wohl allgemein bekannt, ebenso, dass sie oft gemeinsam in der gleichen Person auftreten. Bei der Drüsen-Fettsucht spielt neben der fehlerhaften Ernährung die mangelnde Betriebsregulation mit. Bei der einfachen Fettsucht handelt es sich, wie ich denke, um eine Notregulation relativ kräftiger Körper, die sich mit der Fetteinlagerung gegen ein Übermaß von disharmonisch zusammengesetzter und desorganisierter Nahrung in Form von Speise und Trank, oft während einer langen Lebensperiode, schützen. Da das abgelagerte Fett stets auch mit giftigen Abfallstoffen beladen ist, verläuft auch die beste Abmagerung unter Vergiftungserscheinungen durch die bei der Fetteinschmelzung freiwerdenden Gifte. Es treten auf: Schwächezustände, Missbehagen, Reizbarkeit, Verstimmung. Um diesen Zuständen zu entgehen, fallen die Fettsüchtigen so oft wieder in ihre alten Fehler zurück, denn mit dem Wegfall der Fetteinschmelzung wird es ihnen wieder wohl. Doch auch hier geht der Krug zum Brunnen, bis er bricht.

Auch bei der Gicht handelt es sich um eine Notregulation. Der Körper ist bei solcher Nahrung unfähig, sich täglich genügend von den Abfallstoffen und insbesondere von der Harnsäure zu reinigen. Erreicht die Anhäufung in den Geweben einen gewissen Schwellenwert, so wird sie ein gefährliches Hemmnis für die Lebensvorgänge. Schwächere Naturen erkranken in diesem Augenblick, sei es an den Verdauungsorganen, an Katarrhen, an Migräne, oder an fieberhaften Infektionskrankheiten, wodurch die Nahrungszufuhr für längere Zeit gedrosselt wird, sodass der Körper einen Schub Abfallstoffe und Harnsäure ausstoßen kann. Bei kräftigeren Naturen bedient sich der Körper eines anderen Verfahrens. Die in den Gewebeflüssigkeiten gelöste Harnsäure wird an Orten mit geringer Blutdurchströmung, z.B. um die Gelenke, in kristallisierter Form aufgestapelt. Es entstehen Gichtknoten. Damit sind die Gewebe entlastet und der Mann kann in gewohnter Weise fortleben. Bald kommt indessen die Kehrseite dieses Erfolges. In einer schönen Nacht, so um 2 Uhr herum, kommt es um die Knoten herum zu einer stärkeren Ansammlung von Harnsäure in noch gelöster Form; heftige Gewebsentzündung folgt mit großen

Schmerzen: ein Gichtanfall! Und dieses Spiel wiederholt sich nun immer häufiger. Der Gichtkranke verkrüppelt, wird nieren-, bluthochdruck-, arterienkrank. Leidensvolle Lebensjahre vor dem erlösenden Tod. Stoffwechsel-Bankrott! Ein schwer verschuldetes Geschäft! Nur strengste Lebensordnung kann helfen, aber die Schulden verursachen eine lange Abzahlungszeit.

Zucker- und Weißmehlkonsum, Eiweißfäulnis im Darme infolge üblicher Fleischkost, das »Allzuviel«, bei Armut der Nahrung am Vitamin-B-Komplex in Verbindung mit anderen Lebensunordnungen und bei Ansprechbarkeit der Bauchspeicheldrüse führen mit der Zeit zur Zerstörung der sogenannten Inselsubstanz in diesem Organ, sodass dem Blute ihr Hormon, das Insulin, mangelt. Folge: der Körper kann Stärke und Zucker nicht mehr genügend verbrennen, daher verlässt Zucker den Leib mit dem Harn: Zuckerharnruhr, Diabetes. Eine Anzahl Kinder kommt schon mit überempfindlicher Bauchspeicheldrüse zur Welt! Kinderdiabetes! Wie doch die Eltern darunter leiden und jammern! Als die Medizin noch nichts von Vitaminen wusste, strich sie aus der Nahrung dieser Kranken die Kohlehydrate und nährte nur mit Eiweiß und Fett: eine furchtbare Nahrung selbst für einen Gesunden. Heute gibt sie Insulin und Kohlehydrate. Dies führt jedoch noch nicht zur Regeneration der Inselsubstanz. Noch lange Zeit wäre die Regeneration möglich, doch bedarf es hierzu der höchstorganisierten Heilkost mit harmonischem Gleichgewicht aller Nährfaktoren, also vor allen Dingen einer sorgfältig zusammengesetzten und schmackhaft zubereiteten, vegetabilen Rohkost. Doch, welch zäher Kampf war nötig, um vom alten eingewurzelten Irrtum loszukommen und diesen armen Kranken durch die wirksame Heilnahrung die noch mögliche Hilfe zu bringen! Und er ist heute noch nötig!

13. Hautkrankheiten

Man hat endlich eingesehen, und die diätetische Therapie hat es mir hundertfach bestätigt, dass die nichtinfektiösen, verbreitetsten und hartnäckigsten Hautkrankheiten nicht vom Innern unabhängige, örtliche Krankheiten der Haut sind, sondern Ausdruck einer Allgemeinkrankheit des ganzen Organismus. Bei der Pellagra mangelt es dem Organ am Vitamin B. Beim seborrhoischen Ekzem spielt der Mangel am Vitamin H eine ursächliche Rolle. Andere Gleichgewichtsstörungen der Nahrung, sowie Toxaemien aus Darm, Mundherd und anderen Quellen verursachen die chronischen Ekzeme, die Schuppenflechte (Psoriasis), die Juckflechte (Prurigo), die Pickelkrankheit (Acne), das Nesselfieber (Urticaria), das Quinckesche Oedem, Nagelbetterkrankung, Haarausfall. Einige dieser Krankheiten sind für die Betroffenen tragische Schicksale. Allzulange hielt man sie für »Haut«-Leiden, behandelte sie an der Haut. Auch hier wollte man nicht glauben, dass der Hebel an der Ernährung und an der Lebensweise angesetzt werden muss.

14. Allergische Krankheiten

Der Begriff der allergischen Krankheiten ist zur Zeit in Erweiterung begriffen. Schon zählen bedeutende Autoren auch das Rheuma, den Bluthochdruck u.a. hinzu. Hier sei nur die Rede von der Migräne, dem Heufieber und dem Asthma bronchiale. Auch diese Leiden sind höchst tragische Lebenslasten. Jede Therapie, die die Frage der Lebens- und Ernährungsordnung nicht beachtete, blieb bisher erfolglos. Die Migräne des Londoner Arztes Dr. *Alexander Haig* ist ein klassisches Beispiel. Sie widerstand jeder medikamentösen

Behandlung, verschlimmerte sich dabei bis zur Unerträglichkeit. Gründliche Korrektur der Ernährung führte rasch zu völliger Heilung. Ich habe solche Heilungen bei den hier genannten Krankheiten durch diätetische Behandlung regelmäßig eintreten sehen, Beweis, dass sie Ernährungs- und Unordnungskrankheiten sind.

15. Steinleiden

Auch die Steinleiden haben ihre Verursachung im uns nun so bekannten Ursachenkomplex. Bei Ernährungsversuchen, in denen Ratten eine A-Vitamin-freie Nahrung erhielten, bildeten sich Gallen-, Nieren- und Blasensteine, die im Röntgenlicht klar zu sehen waren. Korrigierte man jetzt ihre Nahrung, so lösten sich die Steine wieder auf. Beim Menschen handelt es sich indessen keineswegs nur um Vitamin-A-Mangel. Will man die Steinbildung zum Stillstand bringen, so muss die gesamte Unordnung in der Ernährung behoben und überdies die intestinale Toxaemie und die Oralsepsis beseitigt und für die Wiederherstellung des kolloidalen Gleichgewichtes gesorgt werden. Dieser Heilweg bleibt der gleiche, welcher Art immer die chemische Beschaffenheit der Steine sein mag. Dies sagt meine Erfahrung.

16. Schwangerschaftsstörungen, Frauenleiden und Fortpflanzungsstörungen

Die Schwangerschaft stellt an den mütterlichen Organismus die Forderung erhöhter Leistungen. Es kommt hinzu die Ernährung der rasch wachsenden Frucht, die hauptsächlich in qualitativer Beziehung anspruchsvoll ist, dann die Ausscheidung der giftigen Abfallstoffe der Frucht über das mütterliche Blut durch die Nieren. Jeder Ernährungsfehler der Mutter zählt nun doppelt, desgleichen jeder Grad von Konstipation und Darmfäulnis. Auch alle Nährschäden am mütterlichen Körper machen sich jetzt geltend: die Folgen früherer Rachitis (enges Becken, Verkrümmungen der Wirbelsäule), die durch Karies und anderes verminderte Kaukraft, Zahninfektionsherde, Schäden der Kreislauforgane usw. Daher gibt es vielerlei krankhafte Zustände in der Schwangerschaft, von leichteren Graden aufwärts bis zu solchen, die für Mutter und Frucht lebensbedrohend werden, wie die Eklampsie.

> Die schweren Folgen einer, nach dem Maß der alten Ernährungslehre vollwertigen, nach dem Maß der neuen Ernährungslehre aber mangelhaften Nahrung für die Fortpflanzung, für die Gesundheit des Muttertieres und die Lebensfähigkeit der Frucht wurde den amerikanischen Ernährungsforschern erstmals durch die Ergebnisse des Wisconsin-Experimentes (1906–1911) bewusst. Seither ist die neue Ernährungsforschung reich an Ergebnissen geworden, welche den Einfluss der Nahrung im ganzen Gebiete der Fortpflanzung, namentlich aber auf die Gesundheit von Mutter und Frucht dartun.

Die Eklampsie zwingt häufig zur Unterbrechung der Schwangerschaft mit Verlust der Frucht. Es gibt aber auch eine Unfruchtbarkeit der Frau infolge Nährschäden (Mangel an Vitamin E), oder es kommt zum habituellen Abort, oder die Frucht stirbt ab, oder sie kommt lebensschwach zur Welt. Häufig erkranken die Nieren, oder Zucker erscheint im Harn (Glykosurie). Der Zahnzerfall beschleunigt sich und unsichtbare Schwächung des Knochensystems begleitet diesen Entkalkungsprozess, oder es folgt der Schwangerschaft die Knochenerweichung (Osteomalacie). Häufig bilden sich Krampfadern.

Auch der Geburtsakt wird durch alte und neue Nährschäden gefährdet, sei es durch Wehenschwäche oder durch das verengte Becken.

> Vor 37 Jahren kam eine Frau zu Beginn der 3. Schwangerschaft zu mir. Wegen engem Becken hatte man bei der ersten Geburt das Kind zerstückeln müssen. Bei der 2. Schwangerschaft wurde im 7. Monat eine künstliche Frühgeburt eingeleitet, aber die Frucht starb dabei. Die Ärzte sagten ihr: »Sie können überhaupt nie ein Kind normal zur Welt bringen; Ihr Becken ist zu eng.« – Nun war sie zum 3. Mal schwanger. Ich maß das Becken, forschte nach der bisherigen Ernährung, dachte nach und sagte: »Wenn Sie sich von nun ab bis zum Ende der Schwangerschaft gewissenhaft und genau ernähren wollen, wie ich Sie lehren kann, wird das Kind klein, aber gesund und kräftig sein, und Sie werden es gebären können.« – Die Frau führte meine Weisungen genau durch, in den letzten 2 Monaten der Schwangerschaft aß sie ausschließlich Rohkost. Sie gebar bei normalem Verlauf ohne ärztliche Hilfe, nur mit der Hebamme, innerhalb 6 Stunden ein gesundes Mädchen. Zwanzig Jahre später suchte mich ein Fräulein auf, gab sich als das Kind von damals zu erkennen und berichtete mir von einer neulichen Erkrankung der Mutter, wofür sie wieder Rat haben möchte. Dieses Fräulein hätte ohne die Ernährungsänderung während der Schwangerschaft den Weg ins Leben auch nicht gefunden. Heute ist ja bekannt, dass die Rohkost die Körpergewebe entwässert. Die Kinder werden nicht als Posaunenengel geboren, dafür aber umso gesünder.

Es ist wohl bekannt, dass heute viele Frauen nur recht mangelhaft stillfähig sind. Es fehlt sowohl quantitativ wie qualitativ an ihrer Milch. Auch dies ist in der Hauptsache eine Folge von Ernährungsunordnungen, oft schon bei der Elterngeneration.

Groß ist auch die Zahl der Frauenleiden, die durch Übertretung der Ordnungsgesetze, wiederum derjenigen der Ernährung in erster Linie, verursacht werden. Entwicklungshemmungen (Infantilismus), Dysmenorrhoe, Rückfall der Gebärmutter mit Verlagerung, unspezifischer Ausfluss, chronische Gebärmutterentzündung u.a. wachsen auf dem Sumpfboden, den unser Ursachenkomplex erzeugt. All dies aber verbindet sich ja stets mit allgemeinem Gesundheitsverlust, mit Erschöpfungszuständen und Verschlechterung der Gesamtkonstitution. Im heutigen Reiche der Unordnungen gibt es ein großes, aber nach bester Möglichkeit verheimlichtes Elend in der Frauenwelt. Nicht unerwähnt darf bleiben, dass als Krönung all dieser Schäden der weiblichen Fortpflanzungsorgane der Gebärmutterkrebs auftritt.

Dass auch die männlichen Fortpflanzungsorgane durch den gleichen Ursachenkomplex Schaden leiden, sei nicht vergessen. Auch beim Manne gibt es Schwäche, Unfruchtbarkeit und vor allem auch jenes qualvolle Leiden: die Prostataentzündung und -Vergrößerung.

17. Angeborener Schwachsinn, Wachstumshemmungen und Missbildungen

Ein noch sehr dunkles, aber unendlich tragisches Gebiet sind diese Gaben, die das Schicksal so vielen Neugeborenen ins Leben mitgibt. Schon lange steht fest, dass hier der Alkoholgenuss mitschuldig ist. Es wäre aber recht kurzsichtig, hier die Augen gegen die Einflüsse des gesamten Ursachenkomplexes zu schließen.

18. Erkrankungen der Sinnesorgane

Gibt es etwas Selbstverständlicheres in der ganzen Medizin als die Einsicht, dass diese wunderbar konstruierten Organe des Sehens und Hörens ebenfalls durch Unordnungen der Ernährung und ihre Begleiter, die Herdvergiftungen des Blutes, die Blut- und Blutgefäßschäden usw. geschädigt werden können, sodass auch sie erkranken, sei es kurzfristig im Leben des Individuums, sei es langfristig durch Schädigung des Keimplasmas, sodass man wiederum die »Vererbung« beschuldigt. Erfahrung und Beobachtung haben mich z.B. erkennen lassen, dass die heute immer häufiger auftretende *Kurzsichtigkeit,* derzufolge schon viele Schüler mit Brillen herumlaufen, nicht, wie selbst Autoritäten behaupten, durch Vererbung entsteht, sondern durch ungeordnete Ernährung im Wachstumsalter, wobei die Ansprechbarkeit des Organs durch die gleichen Unordnungen der Vorfahren empfindlicher geworden ist. Da ich hier nicht auf die Entstehungsgeschichte der Augenleiden eingehen kann, möchte ich nur erwähnen, dass alles dafür spricht, dass sowohl der graue, wie der grüne Star (Glaukom), wie auch mancherlei chronische Entzündungsprozesse des Auges, auf dem Terrain wachsen, das von dem geschilderten Ursachenkomplex geschaffen wird.

Ferner habe ich Gründe zu der Annahme, dass auch die Schwerhörigkeit den gleichen Ursachen zuzuschreiben ist, wobei der Grundstein der Erkrankung allerdings schon zur Zeit der fötalen Entwicklung des Gehörorgans gelegt wird.

Dass auch die Widerstandskraft dieser Organe gegen Infekte (Tuberkulose, Oralsepsis usw.) solchen Einflüssen erliegen kann, dürfte jedem Denkenden klar sein. Deshalb versagt dabei ja auch so oft die rein örtliche Behandlung, während die ursächliche Behandlung hilft.

19. Die rheumatischen Krankheiten

Auf die Entstehung der rheumatischen Krankheiten kam ich im Vorausgehenden wiederholt zu sprechen. Sie sind ganz und gar Folgen unseres Ursachenkomplexes. Im unrichtig ernährten, gewöhnlich auch durch andere Lebensunordnung vorbereiteten Körper mit schon ungesundem Blut, beginnen Darmherd und Mundherd das Blut mit Bakteriengiften und schließlich auch mit Streptokokken zu vergiften. Hinzu kommen Stoffwechselverschuldung des Körpers, Ermüdungs- oder gar Erschöpfungszustände, auch solche am Ende der Wachstumszeit, durch welche Muskeln und Gelenke überempfindlich gemacht wurden. Nun sieht man, oft nach einer Angina als letztem Anstoß, nicht Ursache (!), die akute rheumatische Gelenkentzündung einsetzen, die zufolge ihrer Streptokokken-Komponente so oft auch zu Herzentzündung führt. In vielen anderen Fällen aber kommt es nach einigen akuten Anfällen oder auch ohne solche zum subchronischen oder chronischen Rheumatismus in den verschiedensten Formen. Es verbindet sich damit Muskelentzündung mit Schwielenbildung, Kalkschwund in den Knochen, Nervenentzündungen. Ischias, Lumbago, deformierende Arthritis, Spondylarthrose, Bechterewsche Krankheit sind die Namen, mit denen man diese Folgekrankheiten bezeichnet.

Über unseren Ursachenkomplex und über das Werden seiner Folgekrankheiten hat offenbar das Schicksal – oder ist es das Verhängnis, oder die Kurzsichtigkeit unseres Intellektes – dichte Schleier gebreitet. Man sieht, erlebt, behandelt die Krankheiten, doch ihre Verursachung und ihr Werden bleiben unerkannt. So liegen die Dinge auch beim Rheumatismus. So fundamental in seinem Werden die ursächliche Rolle der Ernährung auch ist, immer noch herrscht die Meinung, dass Rheuma und Ernährung nichts miteinander zu tun hätten. Der Schleier wurde oft gehoben, sodass die Wahrheit hervorstrahlte. Als *Chittenden* neun Monate lang mit einem Minimum an Eiweiß und Kalorien lebte, heilte unversehens die chronisch rheumatische Erkrankung seiner Kniegelenke. Als Sir *Arbuthnot Lane* den kranken Dickdarm eines an chronischem Rheuma erkrankten Menschen herausschnitt, heilte der bisher jeder Behandlung trotzende Rheumatismus. Beide Autoren schrieben ausführlich über ihre Beobachtungen und über die dadurch gewonnene Offenbarung der Rheumaentstehung. Ihre Stimme verhallte ungehört. Warum? Will man denn nicht hören?

Unter all den oft lange vorbehandelten Rheumakranken, die durch die Jahre zu mir kamen, befand sich keiner, der mit Heildiät behandelt worden war.

Die Krankenkassen wissen ein Lied vom Rheuma zu singen. Die Zahl der Verpflegungstage wegen Rheuma überschreitet dreieinhalb mal diejenigen wegen Tuberkulose. Es hat sich vor Jahren notgedrungen ein »Internationales Komitee zur Erforschung und Bekämpfung des Rheuma« gebildet, doch hörte ich bis heute nicht, dass dieses Komitee den Ursachenkomplex erfasst und seine Bekämpfung eingeleitet habe.

Das Rheuma kann verhütet werden, viele schon halb verkrüppelte Rheumakranke könnten noch geheilt werden!

Warum geschieht das nicht? – Weil man die bestehenden Ernährungs- und Lebensgewohnheiten wandeln müsste! Aber Herkules lebt nicht mehr. Der Augiasstall verschmutzt immer mehr, aber niemand will ihn reinigen!

20. Geisteskrankheiten

Die Irrenhäuser mehren sich, aber auch außerhalb ihrer Mauern gibt es Ungesundheit des »Geistes«. Warum werden die Menschen geisteskrank? Alkohol, Morphium, Kokain, Syphilis, – hier das Bakteriengift, dort andere Gifte – sind für einen Teil verantwortlich. Aber gerade das Hauptkontingent der Geisteskrankheiten: Depressionszustände, Melancholie, manischdepressives Irresein, Schizophrenie, Paranoia, ist ursächlich noch wenig aufgeklärt. Langsam nur beginnt die Morgendämmerung. Man weist auf die Schädigung der Hirnsubstanz durch fehlerhaften Abbau der Kohlehydrate infolge Vitamin-B-Mangel hin. Man berichtet von günstigen Wirkungen des Insulinschocks. Aus Amerika kommt die Kunde, dass durch Beseitigung der Zahninfektionsherde wesentliche Besserungen erzielt wurden. Auch der Darmherd findet Beachtung. Bei der Beriberi kommt es oft zu Delirien. Auch die Sklerose der Gehirnarterien führt zu Geistesstörungen und zur Demenz. Kurz, die Anzeichen mehren sich, dass auch beim Werden der Geisteskrankheiten unser Ursachenkomplex eine ursächliche Rolle spielt, allerdings mögen sich auch hier die Wirkungsfristen über Generationen hin erstrecken.

Auch hier öffnen sich neue Perspektiven.

21. Seelenkrankheiten, Psychoneurosen

Mit Gemütsverstimmungen, Launen, Kleinmut, Missmut, Reizbarkeit, Ängsten beginnend, entwickeln sich die Seelenkrankheiten bis hinauf zur Angstneurose, Hysterie, Zwangsneurose, Perversion und Epilepsie. Mit den höchsten Entwicklungsstufen überschreiten sie die Grenzen und treten ein in das Gebiet der Geisteskrankheiten. Die psychoanalytische Forschung hat ihren psychischen Aufbau und dessen Werden aufgedeckt. Die während Kindheit und Wachstumsalter bestehenden Umweltfaktoren (Familie, Schule, soziale Verhältnisse u.a.), sowie die individuell vorbedingte Art der Verarbeitung aller Beziehungen zur Umwelt und zu sich selbst, die bis zum Erwachsenen-Alter mnemisch fixierte und fortwirkende Resultate schafft, im Erkrankungsfalle unfertige, unreife, untaugliche und verzerrte, kurz gesagt, das Erleben liefert im Webstuhl der Zeit das wundersame Gewebe, das wir Seele, Charakter, seelische Komplexe und Seelenkrankheit nennen. Stärkste Störungskräfte sind die Verluste an Vertrauen zur Umwelt und zu sich selbst, sowie die dabei auftretende Lebensfurcht. Doch bei gleichen Umweltbedingungen ist die Verarbeitung individuell sehr verschieden. Der eine überwindet Hemmungen und Nöte siegreich und entwickelt sich dabei zu immer höheren Stufen, der andere wird durch die gleichen Hemmungen und Nöte verbogen oder zerbrochen. Woher kommt diese individuelle Verschiedenheit?

Während *Freud* die Niederlage vorzugsweise aus der Beziehung zur Sexualität herleitet, stieß *Adler* in seiner Individualpsychologie auf anderen Grund, nämlich auf die Minderwertigkeit der Organe, vom Neugeborenen mitgebracht ins Leben. Auch für mich ist es unwahrscheinlich, dass ein gesund geborener Mensch bei wohlgeordnetem Leben an seiner Sexualität erkranke. Gesunder Körper und geordnetes Leben führen durch alle Widerwärtigkeiten zum Siege. Anders steht es bei einem angeboren mit Minderwertigkeiten Belasteten, der nun auch noch im Reiche der Unordnungen lebt, aber auch mit dem gesund Geborenen, der ungeordnet lebt. Bei beiden, wenn auch beim Ersteren verstärkt, gestaltet sich der Ablauf des inneren Geschehens disharmonisch. Die Unordnungen, namentlich die Ernährungsunordnungen, wirken wie schleichende Gifte, bald kommen allerlei andere Blutvergiftungen hinzu. Obzwar er sich dabei jahrelang in der Dämmerungszone, also in scheinbarer Gesundheit, befindet, die Disharmonie macht sich an der Beziehungsfront zur Umwelt und zum Ich geltend. Er prallt mehr und mehr mit seinen Willensäußerungen und Bemühungen, mit seinem Kämpfen an diesen Fronten ab. Und was geschieht dann? Man kann es bei geschärfter Aufmerksamkeit gut beobachten: Jeder Abprall an jenen Beziehungsfronten führt zu einem Rückschlag in die Sexualität, um dort sich Gegenlust zu holen. So steht hinter dem psychischen Aufbau der Neurose eine ungesunde Bodenbeschaffenheit, deren Werden wiederum unserem Ursachenkomplex zuzuschreiben ist. *Macpherson Lawrie* hat recht: Auch bei der Demoralisierung des Gemüts und bei der Entstehung der Seelenkrankheiten sind Missernährung und andere Lebensunordnungen, ist unser Ursachenkomplex mitbeteiligt. Darüber sollte uns die Erkenntnis des psychischen Aufbaues der Psychoneurosen nicht hinwegtäuschen!

Unser Ursachenkomplex wirkt indessen auf die Seele auch noch in indirekter Weise verderblich. Um das Gröbste zuerst zu sagen: Man vergegenwärtige sich die Trunkenheitszustände, den Jähzorn, die Wutausbrüche, den Eifersuchtswahn eines Trinkervaters im Kreise seiner Familie, die

Misshandlungen der Mutter vor den Kindern, die Misshandlungen der Kinder selbst. Man beobachte einen reizbaren, oder ängstlichen, oder von Zwangsgedanken geplagten Vater und eine hysterische Mutter im Familienkreise und ihren Einfluss auf die Kinder. Man beobachte ferner den Einfluss des verdauungskranken, hypochondrischen Vaters, der leidenden und kranken Mutter auf die Kinder, eines epileptischen, oder gar eines psychopathischen Bruders auf die Geschwister, einer disharmonischen Ehe der Eltern auf die Kinder. Was gräbt sich da in die kindlichen Seelen ein und wirkt darin fort in stiller Weise auf unberechenbare Zeit, und was wird daraus, wenn diese Kinder dereinst der Gesellschaft der Erwachsenen angehören?

Es kann auch Gutes daraus hervorgehen. Wenn der Geist in solchen Kindern seine Macht entfalten kann, werden sie später sieghafte Menschen. *Paracelsus* erlebte als Knabe die Geisteskrankheiten seiner Mutter und wurde der größte Arzt des Mittelalters. Die Regel aber ist der Fluch der bösen Tat, die fortzeugend Böses muss gebären. Der amerikanische Psychiater *Ben Karpman* studierte das seelische Werden von Verbrechern und fand bei ihnen ein Erleben in der Kindheit, das dem Obengesagten entspricht. Seine Verbrecher waren hysterische Seelenkranke.

22. Substanzkrankheiten des Nervensystems

Nervenentzündungen, Nervenlähmungen und eine Reihe von Rückenmark- und Gehirnkrankheiten entstehen ebenfalls durch den Angriff unseres Ursachenkomplexes oder auf dem von ihm bereiteten Boden. Ich zähle hierzu auch die Kinderlähmung (Poliomyelitis), die Grippeencephalitis (Parkinsonsche Krankheit) und die multiple Sklerose. Die Beriberi-Krankheit ist mit ihren Nervenlähmungen in dieser Beziehung ganz besonders lehrreich.

23. Die Krebskrankheit

Millionen sind für Krebsforschung ausgegeben worden. Hekatomben von Tieren mussten zu Experimenten dienen. Dabei wurde gar wenig gewonnen. Über die Ursachen des Krebses sind sich die Forscher immer noch nicht klar. Soeben ist ein großes Werk des bekannten Krebsforschers *Frederick L. Hoffmann* in Philadelphia herausgekommen mit dem einfachen Titel: Krebs und Nahrung (»Cancer and Diet«, Verlag The Williams & Wilkins Company, Baltimore, 1937), in welchem eine Riesensumme von Tatsachen und Beobachtungen zusammengetragen sind, die dafür sprechen, dass

1. der Krebs eine Erkrankung des Gesamtorganismus ist, und
2. dass tiefwirkende Ernährungseinflüsse als ursächliche Faktoren anzusehen sind.

Summarisch erscheint Hoffman das »Zuviel-Nahrung« als Krebsursache. Was sich aber alles hinter diesem »Zuviel« verbirgt, ist erst des Pudels Kern. Doch hier versagt vorläufig auch Hoffmans statistische Forschung. Wer in einem langen Forscher- und Arztleben mit den Nahrungswirkungen auf den menschlichen Organismus vertraut geworden ist, wie *Hindhede, McCarrison,* ich u.a., sieht in der Krebskrankheit das Produkt langfristiger Ernährungsunordnung, unterstützt durch andere Lebensunordnungen.

Das einzige große Experiment, das hier Klarheit schaffen würde, – *Rollo Rüssel* hat es schon vor 25 Jahren vorgeschlagen, – ist noch nicht angestellt worden. Es bestünde darin, dass einige Tausend aufgeklärte Menschen sich lebenslang geordnet ernähren, worauf der Vergleich der Krebserkrankungsziffer zwischen ihnen und der Gesamtbevölkerung einen eklatanten Unterschied zu ihren Gunsten ergeben würde. Da der sogenannte Gesunde aber von einer Änderung seiner Lebensgewohnheiten nichts hören will, muss der Hebel am mürbe gewordenen Kranken und durch ihn an seiner Familie angesetzt werden. Meine Erfahrung lehrt, dass dieser Weg erfolgreich ist. Mein Vorschlag lautet daher: nicht Millionen für Tierexperimente, sondern Millionen für Volks-Gesundheitshäuser mit Ordnungstherapie.

Dies ist der Weg, der Krebskrankheit, dieser furchtbaren Plage, Herr zu werden.

Meine Damen und Herren!

Sie sehen, das Leben im Reiche der Unordnungen, in welches sie sich unwissend verirrt hat, muss die Menschheit mit einer unermesslichen Summe von Ungesundheit, Krankheit, Leiden, Schmerz und Not bezahlen. Ist dieses alles nicht eine Hölle auf Erden? Und ist es nicht endlich Zeit, an die Rückkehr ins Reich der Ordnungen zu denken?

3. Vortrag:

Die Rückkehr ins Reich der Ordnungen

Aus der einleitenden Begrüßung durch die Tagespräsidentin Dame[1] *Louise McIllroy, ehem. leitende Ärztin des Royal Free Hospital in London, Chirurgin und Gynäkologin:*

»Gerade im gegenwärtigen Zeitpunkt, da an unserer Fakultät die Ernährungsfrage den Gegenstand heftigster Kontroversen bildet, ist es für uns von wesentlicher Bedeutung, einen ausgezeichneten und großen Forscher wie Dr. Bircher hierzu haben. Erst seit kurzem hat eine ganze Anzahl von britischen Ärzten begriffen, dass viele Krankheiten, deren Ursachen man früher nicht gekannt hatte und die man daher nicht heilen konnte, von mangelhafter Ernährung stammen und mit diätetischen Maßnahmen behandelt werden müssen. Ich fühle aus den vorangehenden Vorträgen, dass Dr. Bircher uns allen die Zukunft der Medizin gezeigt hat, in welcher Ärzte und Patienten gleicherweise an der Heilung, ja auch an der Vorbeugung der Krankheiten mitwirken.«

Das Gesunden

In den zwei vorausgehenden Vorträgen suchte ich zu zeigen, dass es Ordnungsgesetze des Lebens gibt und dass die Überschreitung dieser Gesetze die Grundursache aller internen und konstitutionellen Erkrankung ist; dass die Menschen

1 Der Titel »Dame« wird Frauen vom englischen König für außerordentliche wissenschaftliche Leistungen verliehen.

diese Überschreitung bitter bezahlen müssen, indem sie durch ungeordnete Ernährung und Lebensführung in eine Hölle von Ungesundheit versinken.

Ich weiß sehr gut, dass Worte nicht imstande sind, eine hinreichende Schilderung all dieses Leidens und Elends zu geben, dass man diese gewaltigen Tatsachen nur durch Erleben zu fassen vermag, obschon sie sich im Leben der Gemeinschaft und des Volkes in unheilvoller Weise geltend machen. Es geht eben der Gemeinschaft gleich wie dem einzelnen Kranken: sie sieht und weiß nicht, woher das Unheil kommt.

Je deutlicher ich die Zusammenhänge, die Ursachen und Folgen sah und erlebte, umso mächtiger empfand ich die folgenden Worte *Dantes* im Inferno, 3. Gesang, der »Divina Commedia«:

> »Ich führe zu der Stadt voll Schmerz und Grauen,
> Ich führe zu dem wandellosen Leid, 1–3
> Ich führe hin, wo die Verlornen hausen.
>
> Wir sind zur Stelle, wie ich kund dir tat,
> Wo ich zu dem betrübten Volk dich bringe, 16–18
> Das der Erkenntnis Gut verloren hat.
>
> Da hob Gestöhn und Weh und Heulen an
> Rings durch die sternenlose Luft zu hallen, 22–24
> Dass anfangs ich zu weinen drob begann.«

Und während ich so viel Wahn und Wehe, so viel Geschichte der kranken Menschen schaute, erlebte ich Erschütterungen und Traurigkeiten. Sie hatten in der Tat der Erkenntnis Gut verloren. Eine berghohe Last legte sich auf mich und wollte mich erdrücken. Da kam die Erkenntnis zurück. Ich sah den Weg, und wenn auch mancher schon ein Unheilbarer, ein Verlorener war, so gab es nun doch viele, die wieder genasen, wenn sie den Weg gingen. Und da gab es auch für mich Beglückungen. Da sah ich auch, dass sogar eine Verhütung des Unheilbaren möglich ist.

Der Weg ist so einfach: Ordne dein Leben, deine Ernährung nach den natürlichen Lebensgesetzen, gib deinem Körper sein Hautleben, seine harmonische Bewegung, sein Atmen in reiner Luft zurück, geh früh zu Bett und steh früh auf, lass geistige Kräfte deine Seele lenken. Dies ist der Heilweg der Lebensordnung: die *Ordnungstherapie.*

Da beunruhigte mich eine neue Frage: Warum wird dieser natürliche Heilweg in der Regel nicht beschritten?

So viele Kranke auch zu mir kamen, sie kannten die Grundursache ihrer Ungesundheit noch nicht. Sie lebten noch immer in ihrer alten Unordnung, hatten aber viele chemische Mittel eingenommen. Ihre geschwächte Kampfkraft war künstlich mit Seren und Vakzinen behandelt worden. Wo überhaupt die Ernährung beachtet worden war, geschah es, um den Eiweiß- und Kaloriengehalt zu steigern, oder um zu mästen. Symptomatisch, nicht ursächlich, war ihre Therapie gewesen, und sie waren dabei nicht gesünder, wohl aber oft noch kränker geworden.

Als ich das geniale Buch von Prof. Dr. *Martin Sihle,* dem Direktor der I. Medizinischen Universitätsklinik in Riga, »Über das Weltbild des Arztes und den Sinn der Krankheit« las, erstaunte es mich gar nicht, darin das Wort zu finden, *»dass die Therapie noch sehr im argen liegt, ist jedem Denker klar«.* Und auch an das Wort von Hippokrates erinnerte ich mich, *»Eure Heilmittel sollen Nahrungsmittel und Eure Nahrungsmittel Heilmittel sein!«*

Allmählich verstand ich: Der natürliche Heilweg fordert viel vom Arzte, vom Kranken und von der Pflege. Er ist anspruchsvoll, unbequem. Der Mensch will Zaubermittel. Der natürliche Weg erscheint ihm zu langwierig. Er möchte »kürzere Wege«, wie Nietzsche sagt:

> »Die angeblichen ›kürzeren Wege‹ haben die Menschheit immer in große Gefahr gebracht; sie verlässt sich immer bei der frohen Botschaft, dass ein solcher kürzerer Weg gefunden sei, ihren Weg – und verliert den Weg.«
> (Morgenröte 55.)

Und in der Tat, die übliche Therapie ist angeblich der »kürzere Weg«. Wenn ich dem Fieberkranken ein Fiebermittel gebe, geht das Fieber sofort herunter; gebe ich dem Rheumatiker Aspirin, so mildert sich gar bald der Schmerz. Ist solches Heilung? Ist das Fieber nicht ein Heilmittel des Körpers; ist der Schmerz nicht ein Zeichen des notwendigen Kampfes und lässt er sich nicht durch Unterstützung des Kampfes besser lindern?

Und wie rasch ist das Rezept geschrieben, wie mühselig and zeitraubend dagegen ist die Aufklärung über die Ursachen der Krankheiten und die Instruktion über die Heilernährung und die heilsame Lebensordnung! Wie gerne glaubt der Kranke an das Rezept und wie beschwerlich erscheint es ihm, seine Lebensgewohnheiten ändern zu müssen! Wie viel tieferes Wissen und Können muss sich der Arzt erwerben, um das Gebiet der Nahrungswirkungen und der Diätverordnung, das Gebiet der Sonnen-, Licht-, Luft- und Hydrotherapie zu beherrschen! Mit welcher Mühe muss er sich selbst zu Lebenskunst erziehen, muss er die Sprache erlernen, die des Kranken Herz bewegt, sodass er vertrauensvoll den natürlichen Heilweg gehen will, und so wirkt, dass jeder

Schein von Zwang verschwindet! Und wenn er alle diese Forderungen erfüllt und überdies die Beratungszeit um das Zehnfache länger dauert, so darf er keineswegs auf entsprechenden Lohn zählen, wie das folgende Beispiel, das Dr. *Jackson* (Toronto) so dramatisch erzählt, zeigt:

> Von einem Kollegen war mir ein Geistlicher zugeschickt worden. Dieser kam aus großer Entfernung zu mir, um mich zu konsultieren, nämlich aus einer Entfernung von mehr als 1600 km. Er schien ein überaus verständiger Mann zu sein, und da dachte ich, dies wäre nun eine Gelegenheit, einen Mann zu unterweisen, wie er durch eine neue Lebensart seine Gesundheit zurückgewinnen könnte. Mein Wartezimmer war zwar mit wartenden Patienten angefüllt, aber ich nahm mir zwei volle Stunden Zeit, um ihm zu erklären, was er tun sollte. Als er sich endlich verabschiedete und in den Hausgang hinausging, streckte er noch einmal den Kopf zur Türe herein und sagte:
>
> »Herr Doktor, bin ich Ihnen eigentlich etwas schuldig?«
>
> Ich bat ihn, ganz hereinzukommen und sich einen Augenblick zu setzen. Dann fragte ich ihn:
>
> »Wie kommen Sie eigentlich darauf, mich zu fragen, ob Sie mir etwas schulden?«
>
> Seine Antwort war: »Nun, ich weiß selbst nicht recht, ich glaube, ich tat es, weil Sie mir nichts verschrieben haben.«
>
> Darauf ich: »Ich glaube, wenn ich mir Ihre Zunge angesehen, den Puls gefühlt, den Leib beklopft, ein paar Fragen gefragt und Ihnen dann ein lateinisches Rezept in die Hand gedrückt hätte, Sie hätten mir ganz zufrieden fünf oder zehn Dollar bezahlt, obwohl die Medizin Sie weitere drei Dollar gekostet hätte.«
>
> »Ja, ich glaube, so wäre es gewesen«, antwortete der Geistliche.
>
> »Da ich nun aber«, so fuhr ich fort, »zwei Stunden von

meiner Zeit und von der Zeit vieler meiner Patienten geopfert habe, um Sie zu lehren, wie Sie gesund werden und so bleiben können, einfach indem Sie Gottes Medizin nehmen, die Sie nichts kostet, denken Sie, dass Sie mich für das nicht zu bezahlen brauchen?«

»Oh, über das habe ich nicht nachgedacht!« meinte er.

Mehr Arbeit, kleineres Einkommen! Der Kriegssteuer-Kommissär von Zürich hielt mich für einen Krösus und verlangte das Fünffache meiner eigenen Einschätzung. Nachdem er meine Geschäftsbücher durchgesehen hatte, sagte er: »Ich bin mit Ihrer Offerte einverstanden. Ich habe mich in niemandem so getäuscht, wie in Ihnen. Es sind viele Ärzte in Zürich, die weniger arbeiten wie Sie, aber mehr verdienen.«

Doch das ist nicht alles. Der Arzt, der mit Ordnungstherapie behandelt, ist heute noch Außenseiter, er wagt es, »anders zu tun, als alle tun«, auch anders als die Schule tut. Sollte er jemals wegen einer misslungenen Behandlung eingeklagt werden, so würde er durch die Experten *nicht gedeckt.* Ein Gedanke, der den jungen Arzt ängstigt und abhält.

Das sind Gründe genug, weshalb »die Therapie noch im Argen liegt«, auch weshalb *Nietzsche* 1880 folgende Worte schrieb:

»*Wo sind die neuen Ärzte der Seele?* – Die Mittel des Trostes sind es gewesen, durch welche das Leben erst jenen leidvollen Grundcharakter, an den man jetzt glaubt, bekommen hat; die größte Krankheit der Menschen ist aus der Bekämpfung ihrer Krankheiten entstanden, und die anscheinenden Heilmittel haben auf die Dauer Schlimmeres erzeugt als das war, was mit ihnen beseitigt werden sollte. Aus Unkenntnis hielt man die augenblicklich wirkenden, betäu-

> benden und berauschenden Mittel, die sogenannten Tröstungen, für die eigentlichen Heilkräfte … Wenn man bis zu einem gewissen Grade erkrankt war, genas man nicht mehr, – dafür sorgten die Ärzte der Seele, die allgemein beglaubigten und angebeteten. – Man sagt Schopenhauer nach, und mit Recht, dass er die Leiden der Menschheit endlich einmal wieder ernst genommen habe: wo ist der, welcher endlich auch einmal die Gegenmittel gegen diese Leiden ernst nimmt und die unerhörte Quacksalberei an den Pranger stellt, mit der, unter den herrlichsten Namen, bis jetzt die Menschheit ihre Seelenkrankheit zu behandeln gewohnt ist?« (Morgenröte 52.)

Oh, meine verehrten Zuhörer, missverstehen Sie mich nicht. Was ich Ihnen eben vortrug, ist nicht gegen die Ärzteschaft gerichtet. Erstens spreche ich nur von den internen und konstitutionellen Krankheiten, und zweitens gibt es keinen opferfreudigeren und hingebenderen Beruf als denjenigen des Arztes, keine ernstere und mehr verantwortungsbewusste Wissenschaft als die Medizin, der ich selbst ja so unendlich viel Wissen und Erkenntnis verdanke. Wie viel Großes ist doch bis heute von der Medizin geleistet worden! Was ich sage, gilt dem Menschlichen auch in unserem Reiche, dem »Allzumenschlichen« bei den Ärzten und bei den Patienten. Es ging immer so, wenn neue Erkenntnis kam und jemand zu ihrer Verwirklichung schritt. Erinnern Sie sich an *Harvey, Semmelweis, Schleich, Finsen, Kollier.* Ich klage nicht an, ich schildere Ihnen nur die starken Hindernisse, die sich dem Werden des neuen Arztes entgegenstellen. Ich bin auch hoffnungsfroh in der Überzeugung, dass schon jetzt Schritte getan werden, um an der Universität den Medizinstudenten einen gründlichen und organisierten Unterricht auf dem Gebiete der Ernährung und der Psychologie angedeihen zu lassen und dass auch der Unterricht in der Sonnentherapie und Hydrotherapie, sowie auf allen Gebieten der Lebensordnung folgen werde.

Der Arzt, der alle Hindernisse überwunden hat, wird nun in erster Linie die Diagnose erweitern. Aus der Lebens- und Ernährungsgeschichte des Kranken und seiner Vorfahren gewinnt er den Einblick in die *Dynamik des Werdens* der konstitutionellen und internen Krankheitslage und in den Aufbau des individuellen *Ursachenkomplexes.* Das Ergebnis dieser Forschung fügt er den pathologisch-anatomischen, d.h. der üblichen Krankheitsdiagnose hinzu. Danach schreitet er zur Unterweisung des Patienten, wozu viel Taktgefühl und eine einfache, überzeugende Sprache nötig sind. Der Patient muss für die Umordnung seiner Ernährung und seiner Lebensführung, sowie für die neuen Heilmaßnahmen durch Erklärung und liebevollen, ermutigenden Zuspruch gewonnen werden. Auch soll er erfahren, dass es in seinem Innern eine geistige Direktive, eine höhere Weisheit gibt, welche aus eigener Macht die Vorgänge einleitet und lenkt, die zur Gesundung führen, sobald die Krankheitsursachen behoben sind. Es ist dies die Lehre von der Naturheilkraft oder die wissenschaftliche Lehre von der Hygiogenese.

So gibt der Arzt dem Patienten neue, klare Gedanken über seine Krankheit und öffnet ihm, durch seine Erfahrung mit dem neuen Heilweg, den Blick für eine bessere Zukunft. Wie viel dies bedeutet, hat ebenfalls *Nietzsche* erkannt und *mit folgendem Worte ausgedrückt:*

> »*Die Gedanken über die Krankheit!* – Die Phantasie des Kranken beruhigen, dass er wenigstens nicht, wie bisher, mehr von seinen Gedanken über seine Krankheit zu leiden hat als von der Krankheit selber, – ich denke, das ist etwas! Und

(Zu Seite 114)

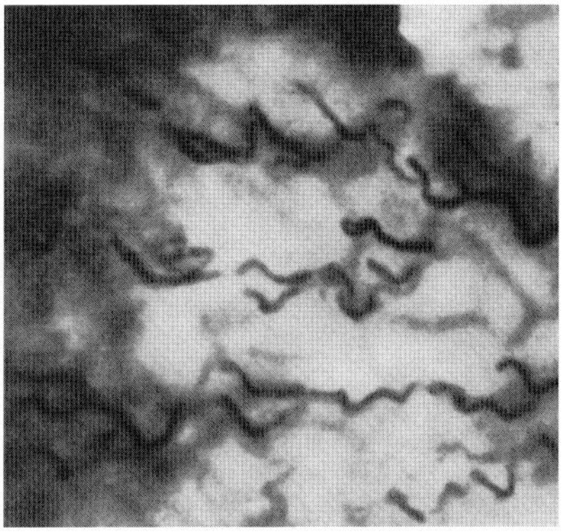

Abb. 1
Verdrehte und vielfach geknickte Haargefäß-Schlingen.

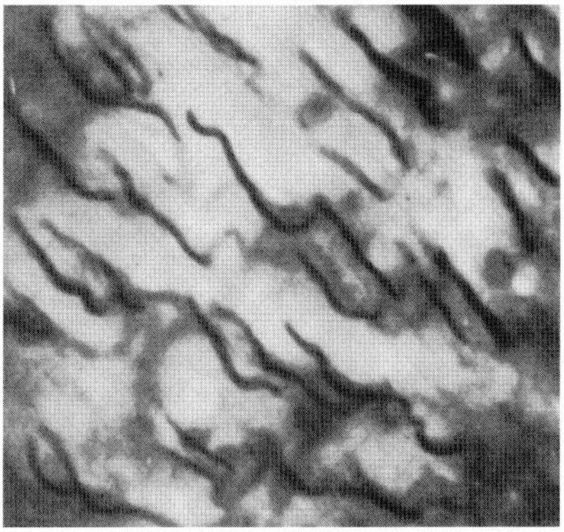

Abb. 2
Deutliche Streckung der Haargefäße nach 3 Wochen strenger Heilkost.

(Zu Seite 141)

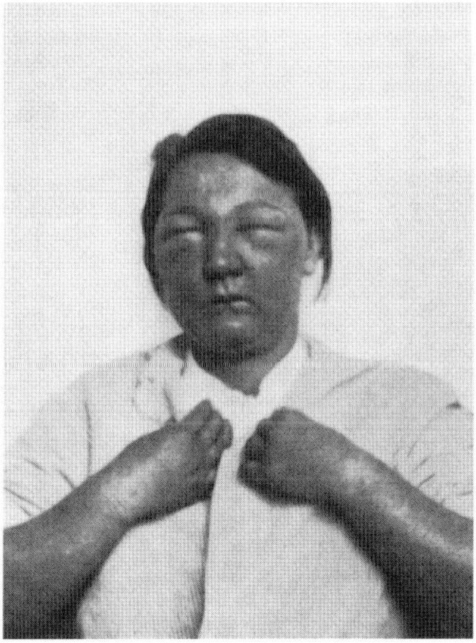

Abb. 3[1]
Schweres Quincke'sches Ödem u. Urtikaria vor Beginn der Rohkostbehandlung (27-jährige Frau).

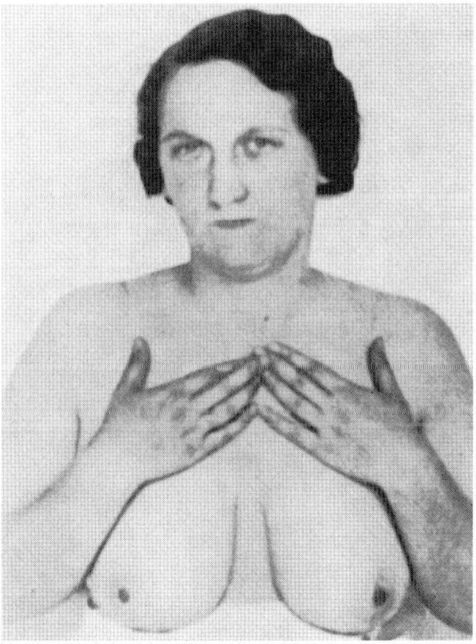

Abb. 4
Der gleiche Fall 36 Stunden nach Beginn der Rohkostbehandlung.

1 Abb. 3–8 aus: *Kaunitz, H.*, »Transmineralisation und vegetarische Kost.« Ergebnisse der inneren Medizin und Kinderheilkunde, 1936, 51. Verlag Jul. Springer, Berlin.

(Zu Seite 114)

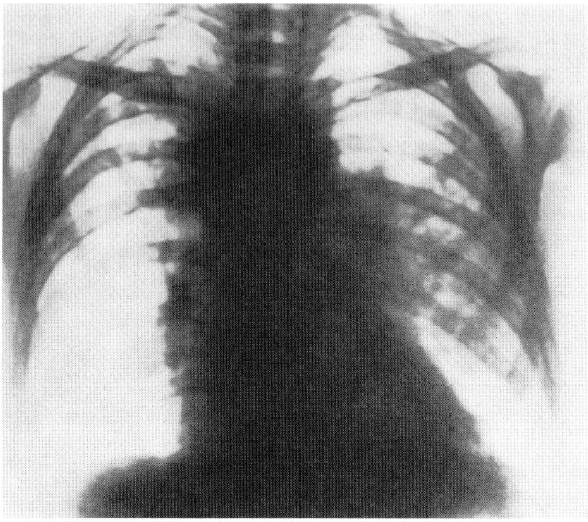

Abb. 7
Lungenödem bei akuter Nephritis vor der Rohkost-behandlung (44-jähriger Mann).
(Nach *Beiglböck* und *Faltitschek*)

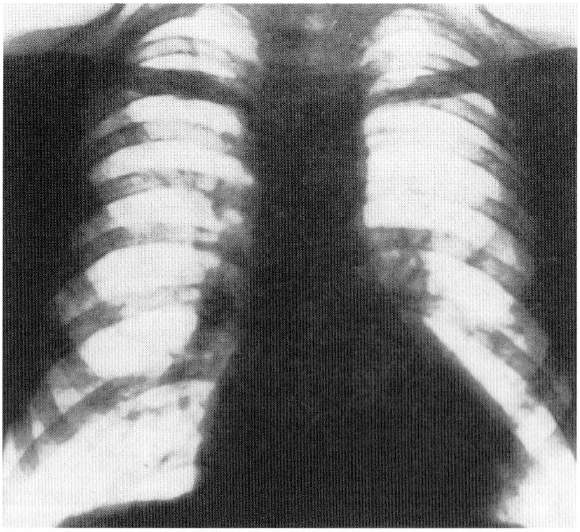

Abb. 8
Der gleiche Fall 3 Tage nach Beginn der Rohkostbehandlung.

(Zu Seite 114)

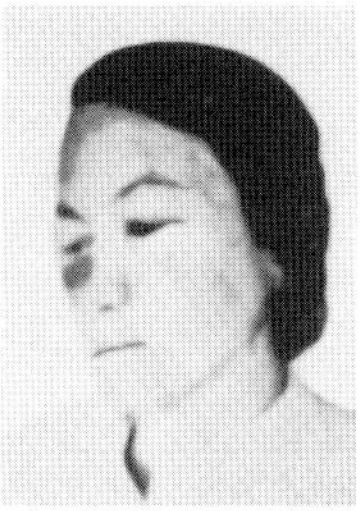

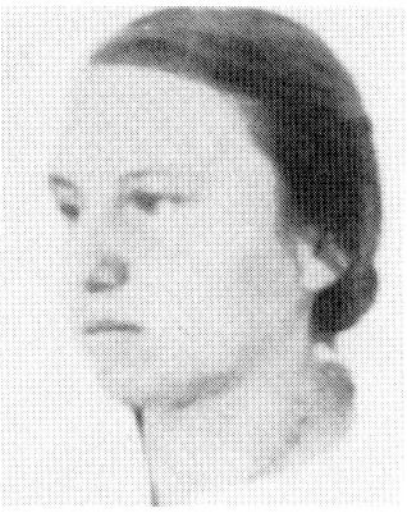

Abb. 5
Ödeme des Gesichts bei akuter Nephritis vor Rohkostbehandlung (29-jährige Frau).

Abb. 6
Der gleiche Fall am 4. Tag nach Rohkostbehandlung.

(Nach *Beiglböck* und *Faltitschek*)

Mit freundlicher Erlaubnis des Verfassers, *Prof. Dr. Rollier,* sind die Abb. 9–14 seinem schönen Werk »La Cure de Soleil«, erschienen bei Librairie Payot & Cie., Lausanne, 2. Aufl. 1936, entnommen.

(Zu Seite 121)

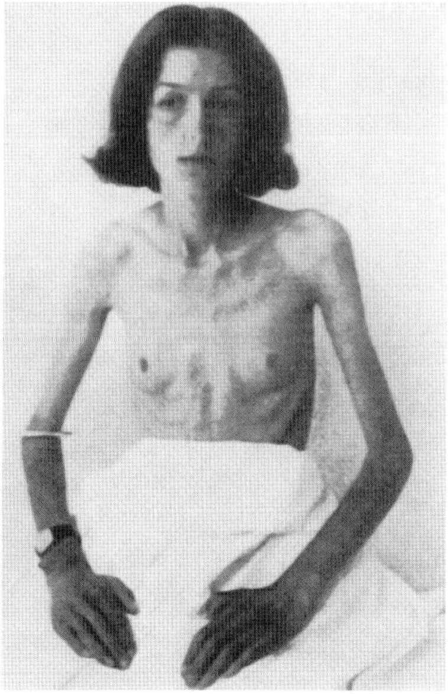

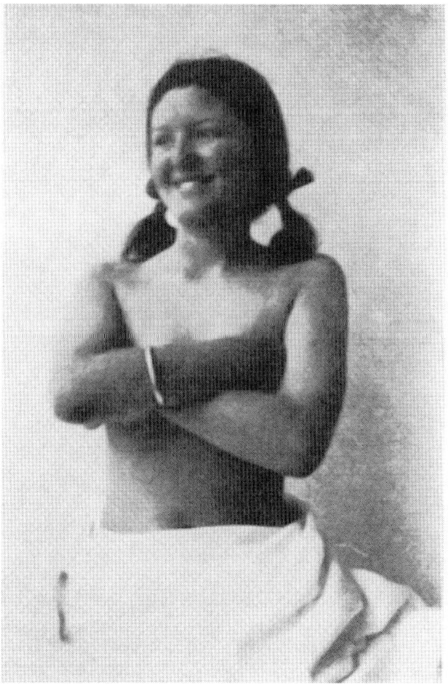

Abb. 9
Tuberkulose der Trachebronchial- und -mensenterialdrüsen. Bei Kurbeginn.

Abb. 10
Die gleiche Patientin nach 6 Monaten der helioklimatischen Behandlung.

(Zu Seite 121)

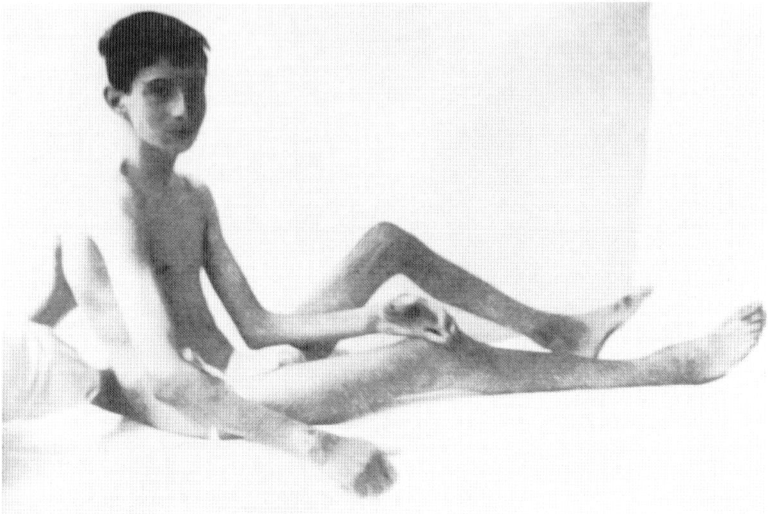

Abb. 11
Multiple Tuberkulose.
Bei Kurbeginn: Kachexie, Fieberzustand.

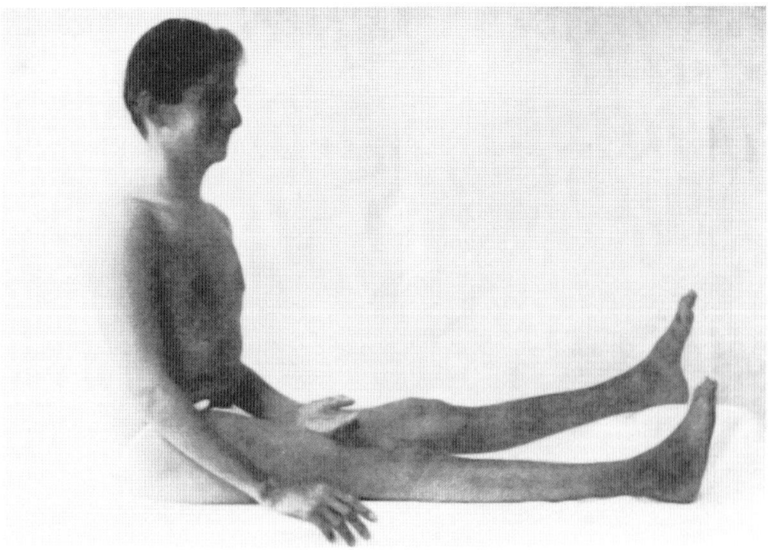

Abb. 12
Der gleiche Patient nach 2-jähriger Behandlung.

(Zu Seite 121)

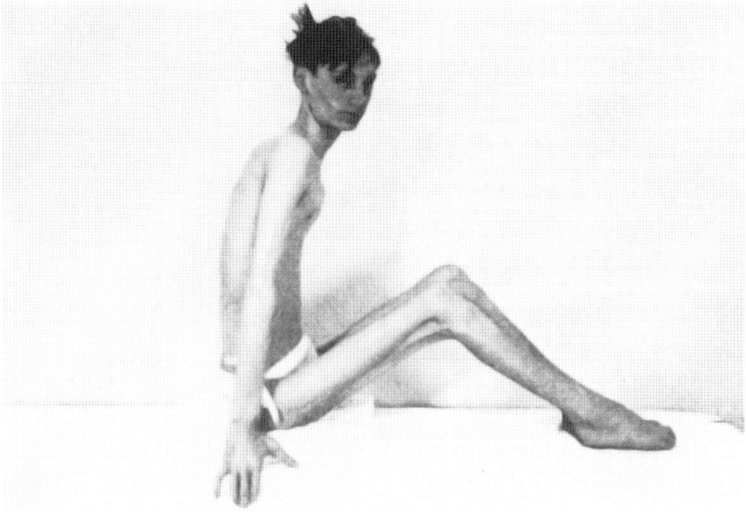

Abb. 13
Linksseitiges tuberkulöses Empyem mit Pleurotomie.
Bei Kurbeginn.

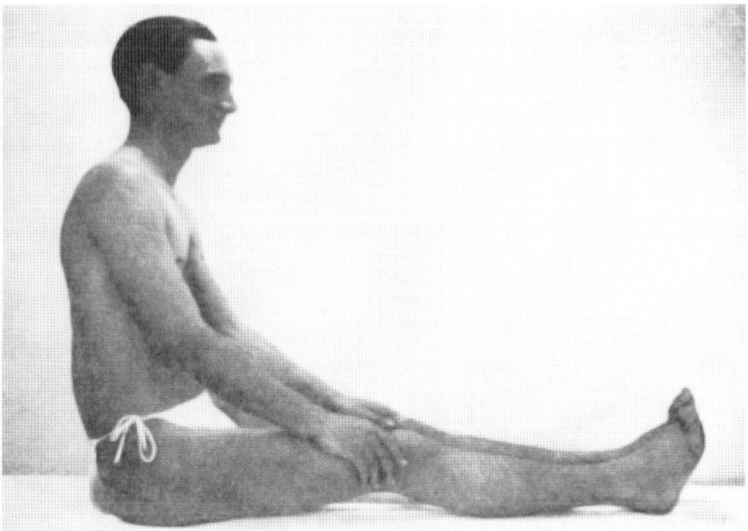

Abb. 14
Der gleiche Patient nach 2-jähriger Behandlung. 20 kg Gewichtszunahme.

(Zu Seite 121)

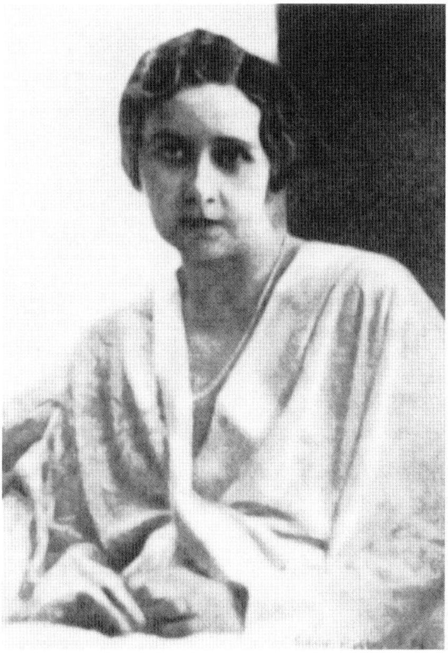

Abb. 15
Multiple Sklerose.

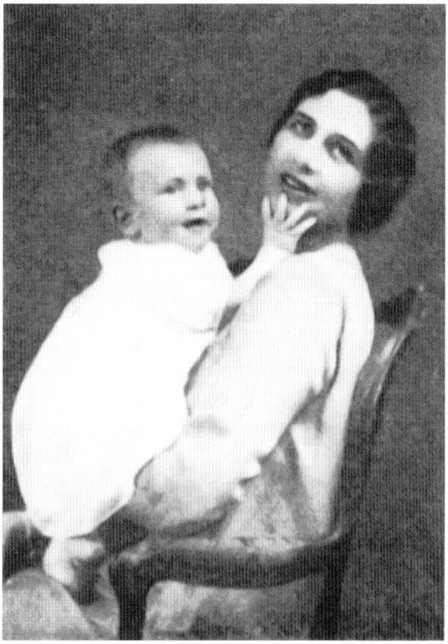

Abb. 16
Dieselbe Patientin nach einigen Jahren.

> es ist nicht wenig! Versteht ihr nun unsere Aufgabe?« (Morgenröte 54.)

Ein Zwang zu den Heilmaßnahmen darf nicht ausgeübt werden. Lieber auf die Behandlung verzichten, wenn es nicht gelingt, den Patienten zu mutigem, freiwilligem Mitwirken zu gewinnen.

Ist der Patient gewonnen, so liegt dem Arzt noch die Instruktion der Pflege ob. Diese Instruktion ist keine leichte Sache, denn es handelt sich dabei ja auch um die Küche, um Köche und Köchinnen. In der Regel kann er diese Instruktion vorgeschulten Mitarbeitern übertragen. Sie bedarf der gewissenhaftesten Aufmerksamkeit, denn das Wie der Ausführung entscheidet über den Erfolg. Dies gilt für alle therapeutischen Maßnahmen.

Der Patient hat nun den Arzt gehört und einen Blick auf den neuen Heilweg getan. Wenn er ihn beschreiten will, so bestimmt ihn hierzu zunächst nur das Vertrauen, das ihm der Arzt einflößt und die wieder auflebende Hoffnung. Der Glaube aber kommt erst mit dem Erfolg. Dieser Erfolg kommt nur bei relativ akuten Krankheiten und bei gewissen Funktionsstörungen, wie z.B. bei der Darmträgheit, bald; gar oft aber lässt er auf sich warten. Es gibt auch hier eine Dämmerungszone der Regeneration (twilight zone of regeneration), während welcher sich die Gesundung vorbereitet. Bei gewissen Krankheitszuständen treten oft schon im Beginn der Dämmerungszone scheinbare Verschlimmerungen, gleichsam ein Akutwerden der Krankheit, auf, worüber sowohl der Patient, wie auch der noch unerfahrene Arzt erschrecken können. Ich erlebte dies zum ersten Male vor vielen Jahren bei einem 50-jährigen schweren Gichtkranken, der zuvor alle Kuren der Welt versucht hatte. Unter wochenlangem Fieber, heftiger Entzündung aller Gichtknoten und hochgradiger Abmagerung der Extremitäten kam der kräftige Mann so herunter, dass ich den Mut verlor. Die Frau des Patienten gab mir neuen Mut. »Mein Gefühl«, antwortete sie, »sagt mir, dass die Gesundung doch kommt.« – Die Behandlung wurde fortgesetzt und merkwürdigerweise begann wenige Tage später die definitive Genesung. Ich hatte den Mut gerade auf der Höhe der Krise verloren. Der Mann wurde gesund und führte noch 20 weitere Jahre ein neues Geschäft.

Bald folgte das zweite derartige Erlebnis: 35-jähriger Ingenieur, seit 5 Jahren jedes Jahr sich verstärkende Attacken von akutem Gelenkrheumatismus (Polyarthritis acuta) mit Übergang in subchronischen Rheumatismus. Beim Antritt meiner Behandlung schmerzhafte Schwellungen vieler Gelenke und subfebrile Temperaturen. Der Patient war immer mit Salicylaten behandelt worden, die aber nun wirkungslos blieben. Meine Behandlung verzichtete auf jegliches Medikament, bestand in Heilernährung und geordneter Körperpflege. Innerhalb drei Tagen stieg die Temperatur auf 40° Celsius, und mit solchem Fieber raste der akuteste Gelenkrheumatismus in zweimaligem Turnus durch alle Gelenke des Körpers. Dann brach das Fieber ab und es folgte eine völlige Heilung. Der Mann hat seither (in 39 Jahren) nie mehr an Rheuma gelitten.

In einem Falle von schwerer Basedowscher Krankheit, der sich nach langjähriger, stetig sich verschlimmernder Migräne, unter Verschwinden der Migräneanfälle, ausgebildet hatte, trat einige Monate nach Beginn meiner Behandlung, nach erheblicher Besserung aller Basedowsymptome, die Migräne wieder auf, um dann, nach einigen Wochen, ebenfalls zu verschwinden. Auch diese 40-jährige Frau blieb geheilt.

Dass Geduld und Ausdauer nötig sein kann, weil der Erfolg auf sich warten lässt, erlebte ich auch vor 38 Jahren schon bei einer 55-jährigen Patientin mit seit 8 Monaten bestehender totaler Lähmung beider Beine. Nachdem sie schon 5 Monate in meiner Behandlung stand, zeigte sich noch keine Spur von Bewegung in den Beinen, nur das Allgemeinbefinden war ein besseres geworden. Auch hier verlor ich den Mut. Als ich dies der Kranken sagte, erwiderte sie: »Bitte, geben Sie die Kur nicht auf, ich fühle, dass es kommt!« – Auch hier war ich im Unrecht, denn nach zwei weiteren Monaten konnte die Frau auf den Beinen stehen und gestützt marschieren, und nach einem Jahr war sie gesund und lebte noch über 20 Jahre.

Derartiges habe ich in den folgenden Jahrzehnten wiederholt erlebt. Die ganz schweren Fälle sind allerdings Ausnahmen. Nur einen besonders eindrucksvollen Fall möchte ich noch erwähnen. Vor 10 Jahren wurde ich zu der Mutter eines deutschen Kollegen gerufen, die in der Baseler Universitätsklinik in der Behandlung von Prof. *Stähelin* stand. Die 56-jährige Frau lag mit Lähmung der gesamten Körpermuskulatur, der Blase und des Mastdarmes und wassersüchtigem Körper da. Trotz sorgfältigster Behandlung hatte sich das Leiden stetig verschlimmert. Nun war die Patientin am äußersten. Der Professor glaubte, dass es sich bei der süddeutschen Frau um die feuchte Form der Beriberikrankheit handle. Dass diese Diagnose richtig war, zeigte sich durch den Behandlungserfolg. Ich sagte: Wenn hier noch Heilung möglich ist, dann durch eine Nahrung mit höchstem Wirkungsvermögen, mit maximaler Organisation, d.h. durch ausschließliche Rohkosternährung in der von mir genau beschriebenen Art und durch Ordnung der Körperpflege und des Lebens. Nun wurde diese Behandlung vom Sohne strikte durchgeführt. Nach 3 Tagen wich die Lähmung von Blase und Darm; nach 3 Monaten war die Wassersucht gewichen und nach 7 Monaten konnte die Patientin wieder auf den Füßen stehen.

Als ich sie zum ersten Male sah, war ihr Zustand so, wie derjenige des beriberikranken Asiaten. Ein Jahr später kam sie zur Kontrolle in meine Klinik, um zu zeigen, dass sie ihre volle Bewegungsfähigkeit zurückerlangt habe. Sie nahm die Stellung ein, welche das Bild Nr. 29 auf Tafel XII im Wendepunktbuch Nr. 22 »die Verhütung des Unheilbaren« zeigt. Die Patientin lebt noch und ist gesund.

Diese Rätsel der Gesundung lassen sich erklären. Bei jeder Krankheit stehen sich gegenüber: 1. die Krankheitsursachen und ihr schon erzeugter Schaden; 2. die Widerstands- und Kampfkraft bzw. das hygiogenetische Vermögen des Körpers. Durch Lähmung der letzteren entstehen Krankheitszustände, die sich durch geringe Heftigkeit, aber durch progressive Verschlimmerung auszeichnen: die chronischen Krankheiten. Erhält der Patient in solchen Zuständen nunmehr eine Heilnahrung von höchster Organisation und maximalem Wirkungsvermögen, die noch durch Sonnenkur, Körperpflege und übrige Lebensordnung unterstützt wird, so wachsen Kampfkraft und Heilvermögen rasch an, und so kommt es in einem Falle zum Akuterwerden der Krankheit, im anderen Falle zu zeitlich ausgedehnten Regenerationsprozessen in den Geweben und Organen, deren Ziel die Rückkehr der verlorenen, normalen Funktion ist.

In der Regel aber ist es erstaunlich, wie viel in der großen Mehrzahl der Fälle schon in der Zeit von 3–6 Wochen gewonnen wird. Darüber erschöpfende Angaben zu machen, ist hier nicht möglich. Dagegen kann ich einige Beispiele erwähnen.

Ohnegleichen ist der Einfluss auf die Verdauungsorgane. Bei den Tausenden von Constipierten, die unsere Behandlung aufsuchten, setzte innerhalb 3–5 Kurtagen trotz Weglassen der gewohnten Abführmittel, die spontane Darmtätigkeit ein, sodass fortan die Entleerungen täglich 1–3 mal erfolgten. Auch der Dickdarmkatarrh (Colitis) wird relativ rasch günstig beeinflusst. Dies illustriert der folgende Fall:

Ein Chirurge von Zürich brachte seinen 10-jährigen Sohn zu mir. Der Knabe litt seit 6 Jahren an Colitis mit Diarrhöen. Die Behandlung durch unsere besten Verdauungsspezialisten war bis jetzt erfolglos geschehen. Der Knabe war sehr geschwächt und machte seinen Eltern große Sorgen. Bisher hatte er eine ausgewählte, durchgekochte Schonkost erhalten. Alles Rohe war streng verboten gewesen. Ich erklärte, dass in erster Linie strenge vegetabile Rohkost gegeben werden müsse. Der Vater, mein Kollege, sagte: »Ich selbst habe den Mut nicht, solche Kost zu geben, wollen Sie den Knaben aufnehmen und die Verantwortung übernehmen?« – »Gewiss«, sagte ich. Der Patient erhielt von Stunde an ausschließlich Rohkost und von der dritten Woche an Rohkost mit gekochten Zulagen in entsprechender Zubereitung. Nach 6 Wochen war er geheilt, ging heim und blieb geheilt.

Sehr bald zeigt sich auch der günstige Einfluss auf die Kreislauforgane, insbesondere auf die Blutkapillaren. Man kann diesen Einfluss mit dem Kapillarmikroskop nachweisen. Da die geschädigten Kapillaren undicht werden, sodass die Eiweißstoffe des Blutserums durchsickern und sich zwischen die Gewebezellen und die Kapillarwand lagern, wodurch der Zellstoffwechsel gestört wird, so führt diese Schädigung zu vielfachen Erkrankungen der Gewebe und Organe. Es treten örtlich begrenzte oder verbreitete Entzündungsprozesse auf, die man »seröse Entzündung« nennt, wobei die Gewebe ihr Mineralstoffgleichgewicht verlieren, sich »transmineralisieren«, und ihre Leistungen schwinden. So stellte sich die ernste Frage: Wie können die Kapillaren wieder dicht gemacht, wie zur Norm zurückgeführt werden? Wie also heilt man die seröse Entzündung und die Transmineralisation der Gewebe? Die Antwort lautet heute, gestützt auf Experimente und auf die praktische Erfahrung: durch vegetabile Rohnahrung! Hierfür einige Beispiele:

Die zwei Bilder Nr. 1 und 2 auf Tafel I sind Kapillarphotographien von der Lippe einer 37-jährigen Dame; das erste bei Kurbeginn, das zweite drei Wochen nach Beginn der Rohkostkur. Die Patientin litt seit Jahren an Constipation, Kopfschmerzen und beklagte sich seit einiger Zeit über erschwertes Denken. Nach drei Wochen war sie frei von Kopfschmerzen, denkfähig und hatte normale Darmfunktion.

Die folgenden 3 Beispiele und ihre Bilder verdanke ich der freundlichen Überlassung des Autors, des Herrn Dr. *Kaunitz* von der *Eppingerschen* Klinik in Wien. Jeder von diesen drei Krankheitsformen liegen seröse Entzündung und Transmineralisation der Gewebe zugrunde.

1. Fall: 27-jährige Frau, akut erkrankt an schwerer Urticaria und Quinckeschem Ödem des Gesichts. (Abb. 3 und 4, Tafel I.)

2. Fall: 29-jährige Lehrerin. Glomerulonephritis (Nierenentzündung), ödematöse Schwellung des ganzen Körpers, besonders des Gesichts. (Abb. 5 und 6, Tafel III.)

3. Fall: 44-jähriger Mann, Steinschleifer, Lungenödem bei akuter Nephritis. (Abb. 7 u. 8, Tafel II.)

Während die kochsalzhaltige Fleisch- und Kochkost, gemeinsam mit den Darm- und Sepsisgiften, die Kapillaren schädigt und zur serösen Entzündung führt, vermag die vegetabile Rohnahrung schon in recht kurzer Zeit eine geradezu verblüffende Heilwirkung auf diese Blutgefäße auszuüben. Zu diesem Ergebnis gelangte auch Professor *Bürger* in Bonn.

Zu dieser einen Wirkung der Heilkost gesellen sich noch manche anderen Wirkungen derselben. Kommt hierzu noch die Wirkung der Ordnung aller Lebensbeziehungen, der Licht-, Luft-, Temperatur- und Schwerkraftbeziehungen, der kosmischen Rhythmik und des Seelenlebens, so wird verständlich, dass das Beharren auf diesem Heilwege – ich nannte ihn Ordnungstherapie – während Wochen, Monaten und Jahren bei vielen ernsten, konstitutionellen und inneren Krankheiten Erfolge erzielt, die bisher unbekannt waren. Nur wenige derselben kann ich im Bilde zeigen, noch vermag ich hier alle zu erwähnen.

Um mit der Eingangspforte der Nahrung zu beginnen, sah ich bei vielen Kranken unter der Ordnungstherapie im Laufe von ca. einem Jahr die Zahnkaries und die Paradentose zum Stillstand kommen, sodass bei letzterer lockere Zähne wieder fest wurden. Diese Erfolge zeigen zugleich eine Regeneration der Gesamtkonstitution an.

Ein Beispiel: Ein 61-jähriger Zahnarzt, der seit 20 Jahren an Herzkrampfanfällen (Angina pectoris) litt, dann an Gallenblasenentzündung mit heftigen Koliken erkrankte, aber des Herzleidens wegen nicht operiert werden konnte, ging in der Verzweiflung, nachdem ihn ein Freund auf meine Schriften aufmerksam gemacht hatte, zu meiner Heilernährung, zuerst mit ausschließlicher Rohkost, über. Er erzielte völlige Heilung beider Leiden. Fünf Jahre nach Beginn der Heilernährung schrieb er mir einen ausführlichen Bericht über seine Gesundung. In diesem Bericht steht auch folgendes:

> »Es ereignete sich im weiteren Verlaufe unter der Wirkung
> der dauernd beobachteten Heilnahrung etwas für mich

> Erstaunliches: eine mich 15 Jahre lang quälende Paradentose heilte, ohne Lokalbehandlung, völlig aus. Sechs Molaren waren ihr unnötig zum Opfer gefallen, weitere Molaren und Prämolaren, die schon stark gelockert waren, blieben seither fest … Ich arbeite mit einer Kraft und Ausdauer, die ich vor 25 Jahren nicht gehabt habe, und bin doch schon im 66. Lebensjahre. Alles ist ausgeheilt. Meiner Diät – fruktovegetabile Kost ohne jede tierische Nahrung – bin ich treu geblieben.«

Dieses Beispiel wiegt hundert andere auf, weil es von einem Zahnarzt erlebt wurde. Zugleich zeigt es, dass zuerst andere lebensbedrohliche, chronische Krankheiten heilten, dass somit zweifellos eine Regeneration der Gesamtkonstitution stattfand. Es ist dies ein Heilerfolg, den die medizinische Erfahrung bisher nicht gekannt hat. Um aber keine Illusionen zu erwecken, muss ich sogleich beifügen, dass es bei jeder Krankheit Endentwicklungsstadien gibt, bei denen auch die Ordnungstherapie zu spät kommt. Hierzu zähle ich auch eine Schwächung der Konstitution, die soweit vorgeschritten ist, dass ihr Träger einem sonst überwindbaren Ansturm erliegt.

Vergegenwärtigt man sich die Entstehungsgeschichte der konstitutionellen und internchronischen Krankheiten, wie ich sie im ersten Vortrag zu schildern versuchte, so leuchtet ein, dass in der Regel nur eine Ordnungstherapie von langer Dauer Hilfe zu bringen vermag, ja dass solche Geheilte bis an ihr Lebensende mit ihrer Lebensführung im Reiche der Ordnungen bleiben müssen.

Unter diesen Bedingungen sind nun ungewöhnliche Heilerfolge bei den im Folgenden genannten Krankheiten erzielt worden. Ich möchte aber vorausschicken, dass unsere medizinischen Diagnosen, wenn sie einzelne Organe oder

Systeme als Krankheitsort bezeichnen, meistens nur das Schlachtfeld nennen, während der Krieg das ganze Land, d.h. den ganzen Organismus ergriffen hat. Unsere Aufmerksamkeit wird dadurch vom Ganzen abgelenkt, was recht oft nachteilig wirkt. So sprechen wir vom Zwölffingerdarmgeschwür (Ulcus duodeni) und vergessen, dass dieses Geschwür nur auf einem im Gesamtgleichgewicht erkrankten Organismus entsteht; oder wir sprechen von Gelenkrheumatismus, wo die Erkrankung des Gesamtorganismus zur Schädigung auch der Gelenke geführt hat. Selbst die Tuberkulose eines einzigen Gelenkes ist eine Folge der Allgemeinkrankheit, und das Gleiche gilt sogar für die Krebskrankheit, weshalb ja auch die radikalste Krebsoperation gar oft von einem Krebs an anderer Stelle gefolgt ist.

In diesem Zusammenhang sei nun hervorgehoben, dass die Ordnungstherapie immer aufs Ganze geht. Sie behandelt nicht das kranke Organ, außer dass sie auf seine Leistungsfähigkeit alle denkbare Rücksicht nimmt; sie behandelt den ganzen Körper, oder besser, den ganzen Menschen.

Wenn Sie dies gut im Auge behalten, werden Sie sich nicht wundern, dass dem Wesen nach ein und dieselbe Heilweise bei so vielen, scheinbar verschiedenartigen Krankheiten Erfolge erzielt.

So durften wir die Erfahrung machen, dass die Gesundung kranker Schleimhäute überall im Körper stattfindet: am Zahnfleisch, an der Zunge, in Nase, Rachen, Kehlkopf, Bronchien, bei der chronischen Gastritis, Duodenitis, Enteritis, Colitis. Selbst bei der Colitis ulcerosa gravis sah ich Besserungen, die man sonst nicht kennt.

Größte Erfolge krönen den Kampf der Ordnungstherapie gegen die Darmfäulnis und ihre Folgen: Autointoxikation, Colibazillose, Gallenblasenentzündung, Leberleiden, Nierenbeckenentzündung und Blasenkatarrh (Pyelitis, Pyelonephritis und Cystitis).

Ebenso erfreuliche Wirkungen kennt unsere Erfahrung bei allen Krankheiten der Kreislauforgane, also bei Herz-, Arterien- und Venenkrankheiten, bei Wassersucht, Bluthochdruck (Hypertension), Arteriosklerose, bei Krampfadern, Venenentzündung und -thrombose, bei kalten Füßen und Händen, bei der Raynaudschen Krankheit usw.

Das Gleiche darf ich melden von der Wirkung der Ordnungstherapie bei den Gleichgewichtsstörungen im innersekretorischen Drüsensystem und den bekannten Krankheiten dieser Drüsen, insbesondere bei der Basedowschen Krankheit, den Anfangsstadien der Kropfbildung, dem Myxoedem (siehe Abbildungen von Nr. 27 in »Verhütung des Unheilbaren«, auch »Wendepunkt« Juni 1934), der endokrinen Fett- und Magersucht.

Dass auch die Blutzusammensetzung, die Blutbildungsorgane und der Blutverbrauch heilsam beeinflusst werden, haben wir durch Tausende von Kontrollen durch mikroskopische, physikalische und chemische Blutuntersuchungen feststellen können. Stets wirkt die Ordnungstherapie in der Richtung der Wiederherstellung des normalen Gleichgewichtes in der Zusammensetzung des Blutes. Es gilt dies bei jeder, selbst auch bei der perniziösen Anämie, bei Acidose und Alkalose usw.

Triumphe feierte unsere Therapie bei der Migräne und beim Heufieber. Wenn bei der Migräne auch evtl. vorhandene psychogene Ursachen behoben werden, ist Dauerheilung die Regel. Über Heufieberheilungen besitze ich viele Berichte. So schrieb mir z. B. eine Heufieberkranke einen langen Bericht, der in meiner Monatszeitschrift »Der Wendepunkt« (Jahrgang XIV, Nr. 8) veröffentlicht wurde. Es heißt darin:

> »Nicht an das Heufieber denkend, nur meines Kropfübels wegen begann ich anfangs Dezember 1927 mit Normalkost nach Wendepunktbuch Nr. 1, Mitte Februar 1928 folgten 6 Wochen strenger Rohkost, nachher Rohkost mit Beilagen. Im Juni kam ich in die Normandie, wo nicht nur alle Gemüse, sondern auch die Halmblütler viel kräftiger gedeihen als bei uns. Wie viel schmerzhafter die dortigen Blütenpollen wirken, hatte ich in früheren Jahren qualvoll genug erfahren. Damals schaute mein Zimmer direkt aufs Meer hinaus, jetzt drohten üppig blühende Wiesen zum Fenster herein. Eine Nachbarin begrüßte mich mit vom Heufieber hoch geschwollenem Gesicht, dazu verfolgte mich die durch langjährige Erfahrung bestärkte Suggestion mit der Angst, nun wird auch deine Leidenszeit wieder beginnen. Aber – das Heufieber kam nicht!«

Ebenfalls günstige Wirkungen sah ich beim Asthma bronchiale und anderen allergischen Krankheiten. Selbst die Epilepsie blieb nicht ohne heilsamen Einfluss.

Souverän war der Erfolg unserer Therapie bei den Mangelkrankheiten, bei den so verbreiteten Hypovitaminosen und den selteneren Avitaminosen und den Demineralisationen, aber auch bei den Überflusskrankheiten, die in Fettsucht, Gicht und Zuckerkrankheit ausgehen.

Von besonderem wissenschaftlichem Interesse ist die Beobachtung, dass sowohl die Gallenstein- wie die Nierensteinkrankheit durch die Ordnungstherapie heilsam zu beeinflussen sind. Der Schwerpunkt liegt dabei auf der geordneten Ernährung, wobei gleichgültig ist, ob Oxalat- oder Harnsäuresteine gebildet worden sind. Nach hinreichender Kurzeit hört die Neubildung von Steinen auf.

Außerordentlich sind auch die Heilerfolge dieser Therapie bei allen rheumatischen Erkrankungen sowohl subchronischen, wie chronischen Charakters, selbst bei der Arthritis deformans und bei der Bechterewschen Krankheit, nur darf nicht unterlassen werden, die in der Regel vorhandene Fokalinfektion, sei es ausgehend vom Darme, von den Zähnen oder den Tonsillen, auszurotten. Im Zusammenhange mit dieser Krankheitsgruppe seien auch die Nervenentzündungen (Neuritis und Polyneuritis) und die Neuralgien genannt.

Diese gleiche Therapie vermochte auch bei manchen Fällen von Hautkrankheiten, beim chronischen Ekzem, bei der Juckflechte (Prurigo), bei der Furunkulose und bei der Psoriasis dort Heilung zu bringen, wo bisher die spezialistische Behandlung versagt hatte. Als Beispiel verweise ich hier auf zwei Bilder eines 19-jährigen Mädchens mit Psoriasis im Wendepunktbuch 22 »Die Verhütung des Unheilbaren« (siehe Abb. 18 und 19).

Eine hervorragende Rolle spielt die Ordnungstherapie bei der Behandlung der Infektionskrankheiten, insbesondere weil durch die Heilnahrung und durch die Sonnenbehandlung die natürliche Immunität des Organismus erhöht wird. Im Jahre 1918 hatte ich Gelegenheit, ein Haus meiner Klinik mit grippekranken Offizieren und Soldaten zu füllen. Sie kamen mit doppelseitigen Lungenentzündungen schwerkrank an. Ohne Medikamente sind alle in relativ kurzer Zeit geheilt.

Mit freundlicher Erlaubnis von Professor Dr. Rollier in Leysin, dessen Therapie selbst in Bezug auf die Heilnahrung nach Möglichkeit Ordnungstherapie in meinem Sinne ist, nur dass die Sonnenkur in Leysin in idealster Weise durchgeführt werden kann, zeige ich Ihnen in Bildern einige Heilungen von Tuberkulösen (Abb. 9–14, Tafeln III, IV und V).

Zum Schlusse seien auch die günstigen Wirkungen eines wohlgeordneten Lebens auf den Verlauf der Schwangerschaft, der Geburt und auf das Stillen, die oft beobachteten Erfolge der Ordnungstherapie bei Krankheiten der Sinnesorgane und des Zentralnervensystems erwähnt. Auch das große Gebiet der Nervosität, das *Macpherson Lawrie* so meisterhaft beschrieben hat, bedarf der Ordnungstherapie. Hierzu nur ein Beispiel. Bei der Dame, deren Bilder (Nr. 15 und 16, Tafel VI) Sie sehen werden, war von ersten Autoritäten die Diagnose auf »multiple Sklerose« gestellt worden. Die ersten Symptome hatten sich zwei Jahre vor Beginn meiner Behandlung eingestellt. Die Patientin kam zu mir nach fruchtloser Behandlung mit Arsen und in Erwartung ihres ersten Kindes. Sie hat jahrelang meine Verordnungen gewissenhaft durchgeführt. Der Erfolg kam sehr langsam. Während 1½ Jahren traten von Zeit zu Zeit noch Lähmungsanfälle auf. Seither sind 9 Jahre symptomlos verflossen.

Leider ist es außerordentlich selten, dass die multiple Sklerose in so frühem Stadium in meine Behandlung kommt. Doch haben auch andere Autoren über günstige Wirkungen der Heilernährung gleichen Sinnes berichtet. Hier möge meine Übersicht, die ja nicht vollständig sein konnte, enden. Ich habe nur eine gefürchtete Krankheit noch zu nennen. Wenn es nämlich wahr ist – ich selbst bin davon überzeugt – dass auch der Krebs auf dem Boden einer durch Lebensunordnungen, namentlich aber durch ungeordnete Ernährung entstandenen Schädigung der Konstitution, wie die Mistpflanze, wächst, so gehört auch diese Krankheit in unser Reich der Unordnungskrankheiten, wo sie allerdings zu den Endstadien zählt.

Ich glaube sagen zu dürfen, dass in dieser ganzen Hölle von Ungesundheit die Ordnungstherapie, d.h. die Rückkehr ins Reich der Ordnungen die in erster Linie nötige Heilmaßnahme und der sicherste und wirksamste Heilweg ist. Alle anderen Wege und Arten der Therapie, wie kleine und große Chirurgie, Gebissbehandlung, Orthopädie, Spezialbehandlungen, Homöopathie u.a. sind wohl hochwertige, unentbehrliche Hilfeleistungen, aber dann am wertvollsten, wenn die Ordnungstherapie ihre Grundlage bildet. Die Arzneibehandlung (Pharmakotherapie) erwähne ich nur anhangsweise, weil sie heute eine viel zu große Rolle spielt, und weil sie das größte Hindernis am Eingangstore zur Ordnungstherapie bildet.

Die wichtigste Schlussfolgerung aus den Heilerfolgen der Ordnungstherapie aber wurde noch nicht genannt: *Die ganze große Summe von Ungesundheit und Krankheit, die sich als durch Ordnungstherapie heilbar erwies, ist durch ein wohlgeordnetes Leben, durch richtige Ernährung vor allem, zu verhüten!*

Sie mögen nun von mir Ausführungen erwartet haben, wie nun im einzelnen die Ernährung und die anderen Lebensbeziehungen zu ordnen sind. Diese Erwartung ist an sich höchlichst zu begrüßen, denn sie beweist, dass Ihr persönliches Interesse für diese Fragen des gesunden und heilsamen Lebens groß geworden ist. Ich kann sie jedoch nicht erfüllen, weil dazu noch viele Stunden nötig wären. Sie können aber die Erfüllung finden, wenn Sie nun Ihr Interesse dadurch betätigen, dass Sie die aufklärenden Schriften studieren, welche Ihnen ja die Food Education Society vermittelt, jene Schriften, welche von den großen Ärzten, Sachkundigen, Forschern Englands und Amerikas geschrieben worden sind, vor allem von Sir *Robert McCarrison,* der schon vor Jahren ein Wort schrieb, das ich schon in vielen Vorträgen und so auch heute zum Schlusswort wählte. Es heißt:

»Es gibt in der Tat im gegenwärtigen Augenblick keine wichtigere Sache als die Sorge für eine richtige Volksernährung, keine dringendere Notwendigkeit als die Aufklärung in der Ernährungsfrage.«

Diesen großen Gedanken McCarrisons Folge zu leisten, ist eine schwere Aufgabe. Ich bin mit Lord *Horder* einig, dass wir uns dabei an das Individuum, nicht an die Masse wenden müssen. Alle Verständigen können da mithelfen, vor allem durch ihr eigenes Beispiel. Wer zuerst bereit ist zu hören, das sind die Kranken. Sollte der Heilweg, den ich Ordnungstherapie nenne, Gemeingut der Ärzte werden, so wird der Sieg über einen unserer furchtbarsten Feinde nahe sein. Lernt der Kranke die Ordnungsgesetze des Lebens und die wahren Ursachen seiner Erkrankung kennen, wird er dadurch zur aktiven Mitarbeit an seiner Gesundung, zum geschulten Kämpfer gegen das Unheil ausgebildet, sodass er auch mit seinen schädlichen Gewohnheiten, Liebhabereien und all den dunklen Mächten rings um ihn umzugehen und sein Leben selbständig zu ordnen weiß, so ist das höchste Ziel erreicht, das uns Ärzten gesetzt ist: nämlich dann ist der Sinn der Krankheit erfüllt!

Schlussfolgerungen

In der zivilisierten Menschheit herrschen mit wachsender Stärke konstitutionelle Erkrankungen. Sie werden erkennbar als Gebisszerfall, innersekretorische Drüsenleiden, Verdauungsstörungen, Gefäß- und Herzleiden, Rheumatismus, Infektionskrankheiten wie Tuberkulose und Grippe, Allergien wie Migräne, Heufieber, Asthma, Krankheiten der Augen und des Gehörorgans, Nerven- und Gemütsleiden, als Geschwulstbildung und Krebskrankheit, als Stoffwechselkrankheiten etc. Diese erkennbare Ungesundheit bildet eine schwere Belastung des sozialen Lebens, aber noch verbreiteter und tragischer in ihren Folgen für Familie und Staat ist die noch-nicht-erkennbare Ungesundheit, welche der erkennbaren vorangeht und nicht zum Arzte kommt.

Es ist eine merkwürdige Tatsache, die mich 40 Jahre meiner ärztlichen Praxis gelehrt haben, dass die Grundursachen dieser Leiden selbst den intelligentesten Kranken, ja auch kranken Ärzten unbekannt sind, sodass deshalb die Kranken an einer *ursächlichen* Therapie kein Interesse nehmen und immer nach den sogenannten »kürzeren Wegen« suchen. Nun ist aber der Sinn der Krankheit nur erfüllt, wenn der Kranke zur Erkenntnis der Ursachen durchdringt und aus eigenem Entschluss ihre Beseitigung anstrebt und erreicht. Nur die Behebung der Ursachen kann, wenn es nicht zu spät ist, die Gesundheit zurückbringen. Nur Erkenntnis und Vermeidung der Ursachen können die Erkrankung verhüten.

Die Grundursachen der internen und konstitutionellen Erkrankung liegen in der Übertretung der natürlichen Ordnungsgesetze des Lebens. Neun solcher Ordnungsgesetze konnte ich anführen:

1. Das Organisationsgesetz der Nahrung.
2. Das Gesetz des Nahrungsgleichgewichtes.
3. Das Ökonomiegesetz der Nahrungszufuhr.

4. Das Gesetz vom richtigen Gebrauch des Mundes.
5. Das Ordnungsgesetz des Hautlebens.
6. Das Gesetz der Lungenatmung.
7. Das Ordnungsgesetz in der Beziehung zur Schwerkraft.
8. Das Gesetz des Lebensrhythmus.
9. Das Ordnungsgesetz des Seelenlebens.

Alle diese Gesetze werden heute aus Unwissenheit, Irrtum, aus Nachahmung, Gewohnheit und Sitte dauernd übertreten. Ihre Übertretung schädigt schon die Frucht im Mutterleib, übt nach der Geburt ihre unheilvolle Wirkung auf das Individuum während des Wachstums und der danach folgenden Lebensdauer aus und schwächt durch Schädigung des Keimplasmas die Nachkommen. Durch ihren Einfluss sinkt die Widerstands- und Abwehrkraft des Organismus gegen Infektionen, sodass diese den Menschen mit Erfolg befallen können.

Am besten erforscht und in ihren Folgen am schlimmsten ist die Übertretung der Ernährungsgesetze. Sie lässt sekundäre Krankheitsursachen entstehen, wie die Konstipation mit Darmfäulnis und intestinaler Toxaemie, die Schädigung der Blutkapillaren und die Zahninfektionsherde mit folgender Oralsepsis. Ungeordnete Ernährung, intestinale Intoxikation, Kapillarschaden und Oralsepsis bilden zusammen mit der Übertretung der anderen Ordnungsgesetze den einen, großen Ursachenkomplex der internen und konstitutionellen Erkrankung der zivilisierten Menschheit.

Die Rückkehr ins Reich der Ordnungen ist die natürliche, ursächliche Therapie. Ich nenne sie: O r d n u n g s t h e r a p i e. Dieser Therapie stellen sich große Widerstände entgegen, deren Quelle im menschlichen Charakter, im »Allzumenschlichen« liegt. Es ist wohl die schwerste Aufgabe des Arztes, gegen diese Widerstände aufzukommen und nicht der Versuchung der »kürzeren Wege« zu erliegen, welche der Patient angenehm findet und wünscht.

Millionen der heute lebenden Menschen sind schon offenkundig erkrankt. Weit mehr Millionen aber leben in einer Scheingesundheit, während welcher sich die kommende Erkrankung vorbereitet, in der »Dämmerungszone der Ungesundheit« oder sie leben – wie ich sage – in der »trächtigen Gesundheit«. Diese Millionen der Dämmerungszone bilden den »gesunden« Rest der zivilisierten Menschheit; könnte man sie zu einem Leben im Reiche der Ordnungen hinführen, so wäre dies die größte und sicherste Krankheitsverhütung, die es jemals geben kann. Doch finden unsere Lehren bei ihnen kein Gehör. Erst in der Not lehrt der Mensch hören. Daher geht der Weg zur Krankheitsverhütung durch die Kranken zu den »Gesunden«. Wer durch die Ordnungstherapie wieder gesund geworden ist, der hat die Krankheitsursachen und das Leben im Reich der Ordnungen kennen gelernt. Er weiß, warum er krank wurde und wie er leben kann, um dauernd gesund zu bleiben. So kehrt er zurück in seine Familie und seine Gemeinde, ein wirksames Ferment in der Volksmasse.

Die bisher und zur Zeit noch an den Ärzteschulen vorherrschende Therapie birgt in sich nur ein unzureichendes Minimum an Ordnungstherapie. Es dominieren darin die »kürzeren Wege«. Der Kranke verlässt das Spital bzw. die ärztliche Behandlung, ohne seinen individuellen Ursachenkomplex kennen gelernt zu haben und ohne zureichende Wegweisung für seine zukünftige Lebensführung. Mag dies noch so schwer sein, mögen sich selbst titanische Widerstände entgegenstellen, hier muss der Hebel zur Wandlung zuerst angesetzt werden: *Die Ordnungstherapie muss Gemeingut der Ärzte werden.* Diese Forderung stellt sich kategorisch aus der Erkenntnis der Grundursachen der Erkrankung und aus dem Unterschied in den Heilresultaten, von denen hier eine Auswahl vorgeführt wurde.

Die Richtlinien der Ordnungstherapie

1. Heilernährung

Da heute in der Ernährung der zivilisierten Menschheit ganz allgemein gesundheitswidrige Unordnung herrscht, ist es die erste Pflicht des Arztes, bei jeder Krankheit die individuelle Unordnung festzustellen (Bestandteil der kausalen Diagnose) und dann die Ernährung zu ordnen.

Der Arzt gewinnt die Bereitwilligkeit des Kranken zu folgenden Änderungen seiner bisherigen Ernährung:

a) Vermeidung aller toxisch wirkenden Getränke, d.h. jeglicher alkoholhaltiger Getränke, dann von Kaffee, Tee, Kakao, Schokolade. Als Getränke empfiehlt er: Wasser, Zitronenwasser, Orangenwasser, kaltsterilisierte Obst- und Traubensäfte, Hagebutten-Tee, Kräutertee, vorzugsweise ungesüßt.

b) Vermeidung scharfer Gewürze, wie Senf, Pfeffer etc. Maßvollste Verwendung von Kochsalz (3–5 g pro Tag und Person), bei gewissen Krankheiten zeitweise Weglassung jeglichen Kochsalzzusatzes. Dagegen weise Verwendung frischer Gewürzkräuter.

c) Völlige Enthaltung von jeglicher Art Tierfleisch und tierischer Körperfette, also auch von Fisch, Geflügel, Wildpret, Austern und Caviar. Prinzipiell eingeschränkte Verwendung von Eiern, Milch und Käsearten. Bei der Bluthochdruckkrankheit Ausschluss von animalem Eiweiß. Siehe Ordnungsgesetze 1 und 2.

d) Vermeidung oder starke Beschränkung desintegrierter Nahrung, d.h. der Hochmüllerei-Produkte, also des Weißmehls, der Weißmehlspeisen und des Weißbrotes, ebenso des raffinierten Zuckers. Zu verwenden Vollkornschrote und -mehle, Vollkornbrote.

e) Einschränkung oder Vermeidung der durch Hitze desorganisierten Nahrung, kurz der Kochkost, jeglicher sterilisierten oder pasteurisierten Nahrung. Bei allen ernsteren Krankheiten bedarf es periodenweise der völligen Vermeidung hitzeveränderter Nahrung. Wo Kochkost beigegeben wird, soll beim Kochen möglichst konservativ verfahren werden.

f) Die Heilnahrung muss periodenweise ausschließlich, sonst zur Hauptsache aus vegetabiler Rohkost, d.h. aus Früchten, Nüssen, Rohgemüsen bestehen. Zum Teil sind diese Nahrungsmittel küchentechnisch zu schmackhaft zusammengesetzten Speisen zu verarbeiten, wobei je nach dem noch vorhandenen Kauvermögen eine mehr oder weniger feine Zerkleinerung durch Raffel oder Hackmaschine vorgenommen werden muss. Bei gewissen Krankheitszuständen ist diese Heilrohkost flüssig in Form von frischen Presssäften zu verabreichen. Hierüber gibt meine Schrift »Früchtespeisen und Rohgemüse« eingehende Instruktionen. Es finden sich dort Angaben über die verschiedenen Heilregime-Formen: »Strenge Rohkost in normaler und flüssiger Form«, »Rohkost mit Beilagen«, »Übergangskost«, »Normalkost«, »Früchtefasten«.

g) Nach Möglichkeit orientiere man sich über die Düngungsart der Gemüse. Beste Düngung: Kompostdüngung. Verwerflich ist Jauchedüngung, sie verdirbt den Geschmack und bringt Verwurmungsgefahr.

h) Eine Hauptmahlzeit und zwei frugale Nebenmahlzeiten entsprechen den physiologischen Verhältnissen der Verdauung und des Stoffwechsels. Sie genügen bei jeder, auch bei streng körperlicher Arbeit. Die Rohnahrung (Früchtespeisen, Obst, Nüsse und Rohgemüse-Speisen) nehme man vor der Kochkost, zu Beginn der Mahlzeit, um so die Zufuhr der Kochkost herabzusetzen. Man sei, besonders beim Übergang von der gewohnten Nahrung zur Heilnahrung, ökonomisch in Bezug auf die zugeführte Nahrungsmenge. Lieber zu wenig als zu viel. Man denke weder an Eiweiß, noch an Kalorien, sondern daran, dass in der Heilnahrung die vollkommenste Organisation, das idealste Gleichgewicht und das maximale Wirkungs- und Heil vermögen steckt.

i) Man kaue gründlich, speichle gut ein und achte auf die Äußerungen des Geschmackssinnes.

k) Man lese aufmerksam meine Schriften, um den Einfluss der Nahrung auf den menschlichen Organismus, die Gesundheit, die Krankheit und das Seelenleben kennen zu lernen.

An die Vegetarier!

Der Ausschluss des Tierfleisches aus der menschlichen Nahrung vermag das Unheil noch nicht zu bannen. Wenn der Mensch sich mit vegetabiler Kochkost, Weißbrot, Kuchen, Süßigkeiten, Trockenobst, Konserven und dergleichen nährt, wird er mit mathematischer Sicherheit krank.

An die Fleischesser!

Noch empfehlen viele Ärzte, selbst auch Ernährungsforscher, das »tierische Eiweiß«, daher alle Arten Muskelfleisch. Sie sind der Ansicht, dass diese Eiweißart hochwertiger sei als das pflanzliche Eiweiß. Ich kann diese Ansicht nicht teilen. Im Muskelfleisch verändern sich die Eiweißstoffe postmortal und nachher in der Küche durch die Hitze; sie werden dabei desorganisiert, entkräftet. Es wird der Tag kommen, wo dieser Irrtum der Gegenwartsforschung gutgemacht wird. Man bedenke: woraus baut der Organismus der Kuh, des Pferdes, des Rehs usw. die Eiweißstoffe seiner Organe und Muskeln auf? Aus den Eiweißstoffen der grünen Blätter. So auch die Eiweißstoffe der Milch. Kann es überhaupt ein hochwertigeres Eiweiß geben als dasjenige des grünen Blattes?

Will man sich mit Tierfleisch ernähren, so gehe man bei den karnivoren Raubtieren in die Lehre. Sie trinken das noch lebende Blut der Beutetiere, reißen ihnen dann den Leib auf und fressen zuerst die Eingeweide, den Magen mitsamt dem pflanzlichen Inhalt, dann fressen sie das Fettpolster und die Knochen und erst zuletzt das Muskelfleisch. Nur so finden sie das Gleichgewicht und die Organisation der Nahrung, derer ihr Organismus bedarf. Ihrer Art am nächsten ernähren sich die Eskimos, welche trotzdem an Darmfäulnis und Lethargie leiden. Der zivilisierte fleischessende Mensch aber isst vorwiegend gekochtes oder gebratenes Muskelfleisch, dessen Eiweiß entkräftet ist und in welchem drei Vitamine und drei Mineralstoffe mangeln. Wie will man mit solcher Kost gesunden, und wann endlich wird dieser folgenschwere Irrtum der Medizin eingesehen?

2. Ordnung der Beziehungen zur unbelebten Umwelt

a) Man gebe dem Hautorgan sein natürliches Leben an der Luft und im Sonnenlicht unter wohlbemessener Umgewöhnung zurück und belebe es durch individuelle Hydrotherapie. Stets leichte Bekleidung. Über Nacht im Bett keine Bekleidung.

b) Man lebe in frischer Luft, Tag und Nacht.

c) Man sorge für harmonische Bewegung des ganzen Körpers.

d) Man gehe früh schlafen und stehe früh auf.

3. Ordnung des Seelenlebens

Man sorge für eine gute Ernährung und völlige Giftfreiheit des Gehirns, lerne in täglichen Stunden der Sammlung seine Affekte und Leidenschaften zügeln und wisse, dass das Verhalten von heute für die Zukunft bestimmenden Einfluss ausübt. Alles Erleben wird im Buch des Lebens, in der Mneme, eingeschrieben und wirkt als lebende Vergangenheit in unserer Gegenwart. Wie wir die Gegenwart verarbeiten, gleichsam verdauen, so bildet sich unsere Vergangenheit und daher auch unsere Zukunft.

Aus dem Schlusswort von Dame McIlroy:

»Ich kann kaum in Worten ausdrücken, wie tief ich von dem, was Dr. Bircher uns gesagt hat, beeindruckt bin, und ich weiß, dass alle Anwesenden die gleiche Empfindung haben.«

Aus dem Schlusswort von Dr. Churchill.

»Wir nehmen alle von diesem Vortrag eine ganze Reihe von wichtigen Lehren mit nach Hause, und wir wollen diese Lehren vor allem an uns selber verwirklichen; denn es gilt heute mehr als je die Wahrheit des alten Wortes: Arzt heile dich selbst! – Das heißt nicht, dass Sie nun alle heimgehen und ihre Köchinnen hinauswerfen sollen. Anpassung in der Praxis erfordert Zeit und gründliche Schulung für die Beteiligten. Wenn Dr. Bircher von Rohnahrung

spricht, so dürfen Sie das nicht verwechseln mit dem, was man Ihnen bringt, wenn Sie in ein englisches Hotel gehen, Salat bestellen und ein trockenes Salatblatt mit einer halben Tomate bekommen. Zur richtigen Zubereitung der Diät braucht es größte Geschicklichkeit, Aufmerksamkeit, Nachdenken und Wissen. Besonders wichtig ist es, die Früchte vor dem Übrigen zu essen und den Appetit damit schon etwas zu stillen. Dies alles in England einzuführen wäre von großem Wert.«

Nachtrag

Auf Seite 95 schloss ich die Abhandlung über die rheumatischen Krankheiten mit den Worten: »Der Augiasstall verschmutzt immer mehr, aber niemand will ihn reinigen.« – Als ich diese Worte sagte, wusste ich noch nichts von dem Rheumafilm des Royal Free Hospital in London. Nachdem ich diesen Film gesehen und seine Vorgeschichte kennengelernt habe, habe ich die Freude, jenes Urteil in gerechter Würdigung der Tat meiner englischen Freunde abzuändern. Schon seit einigen Jahren hat das Royal Free Hospital in London begonnen, Fälle von chronischem Rheuma mit meiner Heildiät zu behandeln. Ein ausführlicher Bericht über diese Behandlung wurde von der leitenden Ärztin *D.C. Hare,* C.B.E., M.D., der Royal Society of Medicine erstattet und erschien in den Proceedings of The Royal Society of Medicine, November 1936, Vol. XXX (Section of Therapeutics and Pharmacology, pp. 1–10) unter dem Titel »A Therapeutic Trial of a Raw Vegetable Diet in Chronic Rheumatic Conditions«. Bei jenem Anlass wurde als Illustration der Film gezeigt, dessen Herstellung durch die Generosität von Dr. *Annie Cunning* ermöglicht worden war. Seit dem Rücktritt Dr. Hares wurden die Behandlungsversuche durch Dr. *E. S. Pillman Williams* weitergeführt. Die Heilerfolge, welche dort erzielt wurden und im Film sichtlich sind, reden eine überzeugende Sprache. Es gibt also doch Mitarbeiter bei der Herkulesarbeit!

Nachwort

Dr. med. Dagmar Liechti von Brasch, Zürich
Dr. Ralph Bircher, Zürich
im April 1977

Dr. Bircher-Benners Auffassungen über eine den ganzen Menschen umfassende Heilkunde, seine Ernährungslehre und Diätetik wurden von der Fachwelt jahrzehntelang ignoriert trotz ihrer dramatischen Heilerfolge; aber in den Dreißiger jähren, dem letzten Jahrzehnt seines Lebens, geschah ein Durchbruch. Immer mehr führende Kliniker und Dozenten – in London, Paris, Mailand, Wien, Berlin, Dresden, Riga, Rostock, Bremen und anderswo, griffen sie auf, setzten sich mit ihnen auseinander, erprobten und bestätigten sie. Die Vortragsreihe dieses Buches war ein Höhepunkt dieser Entwicklung.

Das Royal Free Hospital in London hatte per Lufttransport einen schweren, hoffnungslosen, immobilisierten Fall von rheumatischer Arthrose nach Zürich zu Bircher-Benner geschickt. Die Heilung gelang so eindrucksvoll, dass die Leitung des Royal Free Hospital sich entschloss, eine Ärztin zur Erlernung der Therapie nach Zürich zu schicken und danach in einer Abteilung zwölf möglichst verschieden gelagerte Fälle, die sich freiwillig bereit erklärten, dafür sie sonst keine Hoffnung bestand, mit Ordnungstherapie nach Bircher-Benner zu behandeln und dabei auf alle Medikamente zu verzichten, um ermitteln zu können, was die Diät wirklich zu leisten vermöge. In sieben Fällen wurde volle Heilung, in vier Fällen wesentliche Besserung erreicht. Darauf wurde Dr. Bircher-Benner zu einem Vortragskurs nach London eingeladen, der von Prof. McCarrison (Universität Oxford) und anderen medizinischen Prominenten patronisiert wurde und in diesem Buch enthalten ist. Es enthält die Grundsätze seiner Lehre und Therapie überhaupt, nicht speziell in bezug auf die Behandlung von Rheumatismus und Arthrose.

Näheres über jene Entwicklung findet sich in der Biographie »Bircher-Benner, Leben und Lebenswerk«, in der 340 Seiten starken Dissertation von D. Kollenbach (1974, Universität Köln) und im »Bircher-Benner-Handbuch für Rheuma- und Arthritiskranke«, welches Bildstreifen aus dem erwähnten Dokumentarfilm enthält.

Die Kriegs- und Nachkriegsjahre brachten zwar manche Bestätigung für Bireher-Benners Ernährungslehre und Diätetik, aber lenkten die Medizin durch die Ära der Antibiotika, Biochemie und Lebensrettungstechnik (Organverpflanzungen) von der Erfassung des Ganzen Menschen ab und erbrachten in mancher Hinsicht zwar blendende Erfolge, aber zugleich ein gewaltiges, stets wachsendes Überhandnehmen der Zivilisationskrankheiten, die man auf diesen Wegen zwar hinausziehend mildern, aber nicht in ihren Ursachen erklären, noch gar heilen konnte; denn da deren Ursprung in Abweichungen von den Ordnungsgesetzen des menschlichen Lebens liegen, fand man bei der zu rein naturwissenschaftlichem Forschen zurückgekehrten Medizin (Schipperges) nur sogenannte Risikofaktoren und »multifaktorielle Entstehung« bei offenem Eingeständnis, die wahren Ursachen nicht zu kennen. Und trotz raffiniertester Methoden zur Hinausschiebung des Todes stieg zum Beispiel die Zahl der Herzinfarkt-Todesfälle in der Wohlstandswunderzeit in 25 Jahren in der Bundesrepublik Deutschland von jährlich 2400 auf 164 000, d.h. auf das Vierundsechzigfache. Dabei ist zu bedenken, dass dies nur die Spitze eines Eisberges darstellt, dessen Hauptmasse unsichtbar bleibt.

Bircher-Benner sprach im Hinblick auf diesen unsichtbaren Teil von der »krankheitsträchtigen Gesundheit«. Zu Beginn des Jahres 1960 brachte das Journal der Amerikanischen Ärzte-Gesellschaft einen Bericht über die Gesundheitsuntersuchung der Tulane-Universität in New Orleans: 10 709 ausgesucht gesunde Menschen, ohne alle Beschwerden, im Alter von 20–59 Jahren, waren mit Routinemethoden, wie sie jedem Arzt zugänglich waren, auf ihren wirklichen Gesundheitszustand untersucht worden. Das Ergebnis lautete: »Praktisch alle Geprüften waren krank. 92 % hatten ernste pathologische Abnormalitäten.« Aber die Krankheit war bei all diesen »Gesunden« noch nicht manifest. Die großmütige Fülle von Ausgleichs-, Abwehr- und Reservekräften und -Systemen, mit denen der menschliche Organismus ausgestattet ist, genügte noch, um die »eingebaute Krankheit« (inbuilt disease) völlig unmerklich zu machen, bis auf Weiteres, bis zu dem Moment, in welchem das Versagen begann. Ganz ähnliche Ergebnisse hatte die Gesunden-Untersuchung der Forscher am Peckham-Health-Centre in London.

Aber beide Untersuchungen fanden weder in der Fachwelt noch in der Weltöffentlichkeit die Beachtung, die ihnen zukam. Weiterhin wurde gehandelt, als wäre Gesundheit ein Wohlsein ohne Krankheit, welche Beschwerden verursacht, und bis heute wird allgemein für das Krankenbehandlungswesen der grotesk irreführende Ausdruck »Gesundheitswesen« benützt. Weiterhin wurde missachtet, dass der dauernde und zunehmende Gebrauch der Kompensations- und Abwehrsysteme des Körpers (und der Seele) und das Aufbrauchen der Reserven in der Phase der »trächtigen Gesundheit« einen Missbrauch der Ordnungsgesetze des Lebens darstellt, welcher durch deren Unkenntnis und Nichtbeachtung entsteht.

Außer den krankheitsträchtigen »Gesunden«, die noch keine Symptome haben, gibt es natürlich auch die manifest Kranken, die schließlich zum Arzt kommen, und ihr Anteil ist in den Sechzigerjahren derart angewachsen, dass Prof. Schipperges (Heidelberg) in seinem Gutachten zu Händen der Ärztekammer 1968 den Zeitpunkt als nahe bezeichnete, in welchem ein Drittel der Bevölkerung, die Erwerbsfähigen, für die anderen zwei Drittel aufkommen muss, nämlich für ein Drittel, der in Ausbildung begriffen ist, und ein Drittel älterer Menschen, welche dauernd behandlungsbedürftig sind. Dazu kam die Kostenexplosion im »Gesundheits-

wesen« und mit der wirtschaftlichen Rezession das Offenbarwerden der Untragbarkeit von so viel Krankheit, da man den »Gesundheitskonsumenten« daran gewöhnt hatte, sich ganz auf die ärztliche Kunst zu verlassen, sich selbst aber aller Verantwortung zu entledigen. Die »Zusammenarbeit der drei« – Patient, Innerer Arzt und Mediziner – war in Vergessenheit geraten, ebenso dass eine zähe, freudige, reservenreiche »Obenaufgesundheit« (»buoyant health«), ein volles Lebenspotential ermöglicht, dessen wir, angesichts der auf uns zukommenden Aufgaben, jetzt besonders bedürfen.

Schon im November 1943 hatte der Nationale Forschungsrat in Washington im Bulletin 109 diese wirkliche, echte Gesundheit, die Buoyant Health, wie folgt umschrieben: »Sie ist gekennzeichnet durch einen Grad von Fülle, der eine mächtige Leistungsfähigkeit, gewaltige Reserven und Abwehrkräfte gegen viele Krankheiten und eine völlige Entfaltungsmöglichkeit der Erbanlagen in sich schließt … Um des Wohles der Menschheit willen muss das Ziel der Gesundheitslehre und -politik in dieser und nicht nur in einer hinlänglichen Gesundheit bestehen.« Doch dieser Aufruf verhallte ungehört. Das gleiche geschah zwanzig Jahre später mit jenem des Geriatrie-Ausschusses der Amerikanischen Ärzte-Gesellschaft (April 1963):

»Dank dem, was wir heute über den menschlichen Organismus wissen, über Ernährung, Körperübung und Grundsätze positiver Gesundheit, können wir für die Mehrzahl der Patienten neue Ziele stecken und ihre Vorstellungskraft beflügeln im Gedanken an das hohe Niveau der positiven Gesundheit, das wir jetzt erreichen können. Der Arzt, der sich die Zeit nimmt, eine richtige Bestandsaufnahme des Gesundheitszustandes durchzuführen und sich dann hinsetzt und mit dem Patienten alle Lebensgewohnheiten bespricht, die zu seiner Erkrankung führen können, löst in Wirklichkeit auf lange Sicht ein Zeitproblem, statt ein neues zu schaffen; denn er praktiziert wahrhaft Verhütung in ihrem bestverstandenen Sinne. Was bisher zur Hebung der Volksgesundheit geleistet worden ist, ist ein Nichts im Vergleich zu dem, was künftig erreicht werden kann.«

Auch diese Erklärung wurde leider beiseite geschoben und missachtet.

Die Kennzeichen und Entstehungsbedingungen solch positiver Vollgesundheit sind unterdessen – das ist wichtig – auch von den Forschern der Williamson-Pearse-Gruppe (Peckham) und der Maslow-Gruppe (Boston) weitgehend erforscht worden. Auch das wurde übergangen, aber es liegt zur Verwertung bereit für den Zeitpunkt, der jetzt gekommen ist, da Bircher-Benners Ordnungsgesetze des Lebens, gegründet auf die weitgehend unveränderlichen Grundanlagen der Menschennatur, wieder volle Beachtung erhalten. Die Notlage der Krankenbehandlungsdienste nötigt dazu.

Eine Reihe von neuen Forschungsergebnissen haben in den letzten Jahren Bircher-Benners Ernährungslehre und Diätetik bestätigt und neu bekräftigt. Vor allem hat sich der hohe Verbrauch von tierischem Eiweiß, zumal von Fleisch und Käse, als Grund- und Hauptursache der Zivilisationskrankheiten erwiesen. Die Minderbewertung pflanzlichen Eiweißes gilt nicht mehr und die Weltgremien der Experten haben das Bestmaß täglicher Eiweißzufuhr auf ca. 50 g herabgesetzt. Der Nobelpreisträger Schroedinger hat sodann betont, dass die aus dem Sonnenlicht stammende und in frischer Pflanzennahrung gespeicherte Ordnungskraft der Nahrungsenergie für das Leben entscheidend ist, und Keidel, dass es auf das dadurch gehobene bioelektrische Membranpotential ankommt. Weitgehend durchgedrungen ist neuerdings die Erkenntnis, dass konzentrierte Nahrung krankheitsfördernd, unkonzentrierte, ballaststoffreiche hingegen für die Erhaltung und Wiederherstellung der Gesundheit hochwichtig ist.

Der Überblick über den Stand der heutigen Forschung und der in den letzten Jahrzehnten gewonnenen medizinischen Erfahrung zeigt, dass die Ordnungsgesetze des Lebens, wie Bircher-Benner sie erkannte, tatsächlich von zentraler Bedeutung für das Leben des Menschen in allen seinen Äußerungen und die Grundlage für jeden Therapieplan sind, welcher auf echte Heilung gerichtet ist. Eine ursächliche Behandlung muss zur Beachtung dieser Lebensgesetze führen, wenn eine dauerhafte Gesundung erzielt werden soll.

Es kommt Bircher-Benner das Verdienst zu, als einer der ersten Ärzte und Forscher diese Zusammenhänge erkannt und in seinem Heilplan folgerichtig eingebaut zu haben. Was er bei Lebzeiten postulierte, ist heute vollumfänglich bestätigt.

Es drängte sich deshalb auf, dieses grundlegende Buch im unveränderten Text von 1938 neu erscheinen zu lassen; denn, wenn auch einiges heute vielleicht ein klein wenig anders ausgedrückt würde und die gewachsene Begründung hervorgehoben werden könnte, so ist der Inhalt jedenfalls für den Arzt wie für einen Kranken ebenso aktuell wie damals, ja durch die seitherige Entwicklung zu einem noch viel dringenderen Anliegen geworden.